Identités fracturées : Voyage au sein du trouble borderline

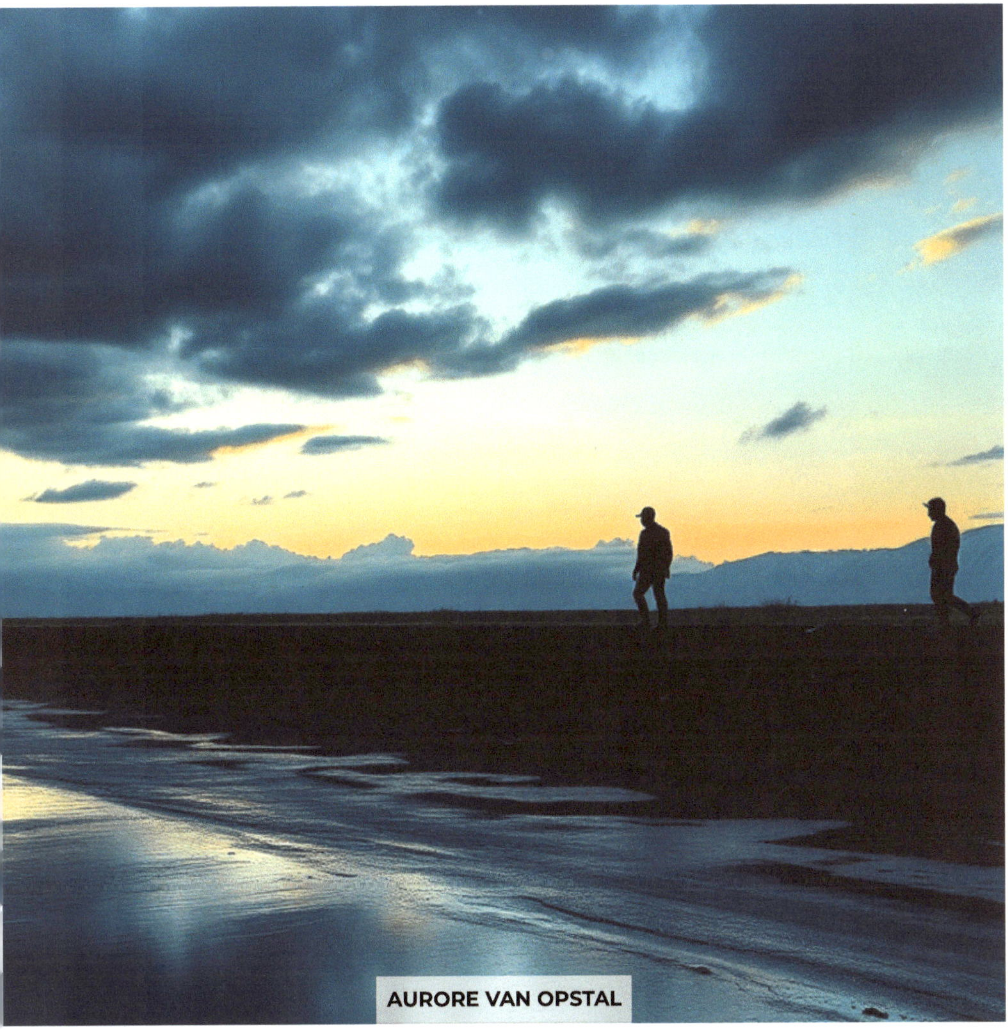

AURORE VAN OPSTAL

SOMMAIRE

Chapitre 1: Introduction au trouble de la personnalité borderline   4

    1.1 Définition et caractéristiques   4

    1.2 Historique et évolution du diagnostic   6

    1.3 Mythes et réalités   7

Chapitre 2: Comprendre l'identité borderline   8

    2.1 La construction de soi dans le trouble borderline   8

    2.2 L'impact des relations interpersonnelles   10

    2.3 La quête d'authenticité   11

Chapitre 3: Les défis émotionnels   12

    3.1 La régulation émotionnelle   12

    3.2 Les crises d'angoisse et de colère   14

    3.3 L'expérience de la douleur psychologique   15

Chapitre 4: Stéréotypes et préjugés sociaux   16

    4.1 Représentations médiatiques du trouble borderline   16

    4.2 Discrimination et stigmatisation   18

    4.3 Effets des préjugés sur les individus concernés   19

Chapitre 5: Forces émergentes du trouble borderline   20

    5.1 Résilience face à l'adversité   20

    5.2 Créativité et sensibilité accrue   21

    5.3 Transformations personnelles positives   22

Chapitre 6: Stratégies de résilience   23

    6.1 Techniques de gestion du stress   23

    6.2 Pratiques de pleine conscience et méditation   25

    6.3 Soutien social et communautaire   26

Chapitre 7: Approches thérapeutiques — 27

   7.1 Thérapie comportementale dialectique (TCD) — 27

   7.2 Thérapies basées sur la mentalisation — 29

   7.3 Autres approches thérapeutiques efficaces — 30

Chapitre 8: Le rôle des proches — 31

   8.1 Comprendre le vécu des proches — 31

   8.2 Communication efficace avec une personne borderline — 33

   8.3 Établir des limites saines — 34

Chapitre 9: Normes sociales et différences — 35

   9.1 Analyse critique des normes sociétales — 35

   9.2 Acceptation de la diversité émotionnelle — 37

   9.3 Vers une société plus inclusive — 38

Chapitre 10: Témoignages vécus — 39

   10.1 Récits personnels d'individus borderlines — 39

   10.2 Histoires de rétablissement — 41

   10.3 Perspectives familiales — 42

Chapitre 11: L'impact du trouble sur la vie quotidienne — 43

   11.1 Relations amoureuses et amicales — 43

   11.2 Vie professionnelle et études — 45

   11.3 Gestion des responsabilités quotidiennes — 46

Chapitre 12: Éducation et sensibilisation — 47

   12.1 Importance de l'éducation sur le trouble borderline — 47

   12.2 Programmes de sensibilisation en milieu scolaire — 49

   12.3 Ressources pour les éducateurs — 50

Chapitre 13: Recherche actuelle sur le BPD — 51

13.1 Avancées scientifiques récentes — 51

13.2 Études longitudinales sur le BPD — 53

13.3 Perspectives futures en recherche — 54

Chapitre 14: Culture, art, et expression — 55

14.1 L'art comme moyen d'expression — 55

14.2 Influence culturelle sur la perception du BPD — 57

14.3 Exemples d'œuvres inspirées par le BPD — 58

Chapitre 15: Le chemin vers l'acceptation personnelle — 59

15.1 Accepter sa condition — 59

15.2 Construire une identité positive — 61

15.3 Stratégies pour vivre pleinement — 62

Chapitre 16: Prévenir les crises — 63

16.1 Identifier les déclencheurs — 63

16.2 Techniques d'intervention rapide — 64

16.3 Créer un plan de sécurité — 65

Chapitre 17: Vers un avenir meilleur — 66

17.1 Vision d'une société empathique — 66

17.2 Initiatives communautaires — 68

17.3 Plaidoyer pour les droits des personnes borderlines — 69

Chapitre 18: Conclusion — 70

18.1 Synthèse des réflexions — 70

18.2 Appel à l'action — 71

18.3 Espoirs pour l'avenir — 72

1
Introduction au trouble de la personnalité borderline

1.1 Définition et caractéristiques

Le trouble de la personnalité borderline (TPB) est un diagnostic psychiatrique complexe qui se manifeste par une instabilité émotionnelle, des relations interpersonnelles tumultueuses et une image de soi déformée. Ce trouble, souvent mal compris, nécessite une attention particulière pour en saisir les nuances et les implications dans la vie quotidienne des personnes qui en souffrent.

Les caractéristiques principales du TPB incluent des émotions intenses et fluctuantes, où les individus peuvent passer rapidement d'un état d'euphorie à un profond désespoir. Cette instabilité émotionnelle peut être déclenchée par des événements mineurs, ce qui rend difficile la gestion des relations personnelles et professionnelles. Les personnes atteintes de TPB éprouvent souvent une peur intense de l'abandon, ce qui peut les amener à adopter des comportements impulsifs ou autodestructeurs pour éviter cette séparation.

Un autre aspect fondamental du TPB est l'image de soi instable. Les individus peuvent osciller entre des sentiments d'inadéquation et de grandeur, ce qui complique leur capacité à établir des objectifs réalistes ou à maintenir une direction claire dans leur vie. Cette fluctuation peut également se manifester par des changements fréquents dans leurs valeurs ou leurs opinions.

- **Comportements impulsifs :** Cela inclut des actions telles que la consommation excessive d'alcool, les dépenses imprudentes ou encore les comportements sexuels à risque.
- **Difficultés relationnelles :** Les relations sont souvent marquées par un schéma de conflits intenses suivis de périodes d'idéalisation ou de dévalorisation.
- **Sensibilité au rejet :** Une réaction disproportionnée face aux critiques ou aux rejets perçus est courante chez ces individus.

Il est essentiel de reconnaître que le TPB ne définit pas uniquement une série de symptômes; il représente également un parcours unique pour chaque individu. La compréhension du trouble doit aller au-delà des stéréotypes pour embrasser la complexité humaine qu'il incarne. En explorant ces dimensions variées, nous pouvons mieux appréhender non seulement les défis auxquels font face ceux qui vivent avec le TPB mais aussi les forces résilientes qu'ils développent au fil du temps.

1.2 Historique et évolution du diagnostic

L'historique du trouble de la personnalité borderline (TPB) est marqué par une évolution significative des perceptions et des classifications au sein de la psychiatrie. Initialement, les comportements associés à ce trouble étaient souvent considérés comme des manifestations d'une instabilité émotionnelle sans cadre diagnostique précis. Ce n'est qu'à partir des années 1980 que le TPB a été formellement reconnu dans le Manuel diagnostique et statistique des troubles mentaux (DSM), avec sa première apparition dans la troisième édition (DSM-III) en 1980.

Avant cette reconnaissance, les symptômes du TPB étaient fréquemment attribués à d'autres troubles, tels que l'hystérie ou la névrose. Les patients présentant ces caractéristiques étaient souvent mal compris et stigmatisés, ce qui compliquait leur accès aux soins appropriés. L'introduction du terme "borderline" visait à décrire un état intermédiaire entre la névrose et la psychose, soulignant ainsi la complexité de ces individus qui ne répondaient pas aux critères classiques de diagnostic.

Au fil des révisions successives du DSM, notamment avec le DSM-IV en 1994 et le DSM-5 en 2013, le TPB a continué à évoluer tant sur le plan théorique que clinique. Ces mises à jour ont permis d'affiner les critères diagnostiques, intégrant une meilleure compréhension des dimensions émotionnelles et comportementales associées au trouble. Par exemple, l'accent a été mis sur l'importance de l'impulsivité et des relations interpersonnelles chaotiques comme éléments centraux du diagnostic.

En parallèle, les recherches sur les causes sous-jacentes du TPB ont également progressé. Des études ont mis en lumière l'interaction complexe entre facteurs génétiques, environnementaux et neurobiologiques qui contribuent au développement de ce trouble. Cette approche multidimensionnelle a permis non seulement d'améliorer les stratégies thérapeutiques mais aussi de réduire la stigmatisation associée au diagnostic.

Aujourd'hui, bien que le TPB soit mieux compris et accepté dans le domaine psychiatrique, il reste encore beaucoup à faire pour sensibiliser le grand public aux réalités vécues par ceux qui souffrent de ce trouble. La recherche continue d'évoluer pour offrir un soutien plus adapté aux personnes atteintes de TPB tout en promouvant une vision plus nuancée de leur expérience humaine.

1.3 Mythes et réalités

Le trouble de la personnalité borderline (TPB) est souvent entouré de mythes qui peuvent nuire à la compréhension et à l'acceptation des personnes qui en souffrent. Ces idées fausses, alimentées par des stéréotypes médiatiques et un manque d'information, contribuent à la stigmatisation et à l'isolement des individus atteints de ce trouble. Il est donc crucial de démystifier ces croyances pour favoriser une meilleure compréhension du TPB.

Un mythe courant est que les personnes atteintes de TPB sont "manipulatrices" ou "toxiques". Cette perception découle souvent des comportements impulsifs et des relations interpersonnelles tumultueuses caractéristiques du trouble. Cependant, il est essentiel de reconnaître que ces comportements sont souvent le résultat d'une douleur émotionnelle intense et d'un besoin désespéré d'attention ou de soutien, plutôt qu'une intention malveillante. Les individus avec TPB cherchent généralement à établir des connexions authentiques, mais leurs difficultés émotionnelles rendent cela complexe.

Un autre mythe répandu est que le TPB ne peut pas être traité efficacement. Bien que ce trouble soit difficile à gérer, plusieurs approches thérapeutiques ont prouvé leur efficacité, notamment la thérapie comportementale dialectique (TCD) et la thérapie centrée sur le schéma. Ces méthodes visent non seulement à réduire les symptômes mais aussi à améliorer les compétences relationnelles et la régulation émotionnelle. De nombreuses personnes atteintes de TPB peuvent mener une vie épanouissante grâce à un traitement approprié.

Enfin, il existe une idée fausse selon laquelle le TPB serait exclusivement lié aux traumatismes passés ou aux abus. Bien que ces facteurs puissent jouer un rôle significatif dans le développement du trouble, il est important de comprendre que le TPB résulte d'une interaction complexe entre prédispositions génétiques, environnementales et psychologiques. Cela signifie qu'il n'y a pas une seule cause identifiable pour chaque individu atteint de ce trouble.

Démystifier ces mythes permet non seulement d'améliorer l'empathie envers ceux qui vivent avec le TPB mais aussi d'encourager un dialogue ouvert sur les défis associés au trouble. En fin de compte, une meilleure compréhension peut conduire à un soutien plus efficace et inclusif pour les personnes touchées par cette condition.

2
Comprendre l'identité borderline

2.1 La construction de soi dans le trouble borderline

La construction de soi chez les individus atteints du trouble de la personnalité borderline (TPB) est un processus complexe et souvent tumultueux. Ce trouble se caractérise par une instabilité émotionnelle, des relations interpersonnelles intenses et une image de soi fluctuante. Comprendre comment ces éléments interagissent pour façonner l'identité d'une personne borderline est essentiel pour appréhender les défis qu'elle rencontre au quotidien.

Les personnes souffrant de TPB éprouvent fréquemment des difficultés à établir une image stable d'elles-mêmes. Cette instabilité peut être exacerbée par des expériences traumatiques précoces, qui influencent leur perception d'eux-mêmes et des autres. Par exemple, un individu ayant vécu des abus durant l'enfance peut développer une vision déformée de sa valeur personnelle, oscillant entre un sentiment d'inadéquation et des moments d'auto-idolâtrie.

Cette dualité dans la perception de soi peut également se manifester dans leurs relations interpersonnelles. Les personnes avec TPB ont tendance à idéaliser puis à dévaloriser leurs proches, ce qui reflète leur propre lutte interne pour trouver un équilibre identitaire. Ces fluctuations peuvent créer un cycle destructeur où l'individu cherche désespérément l'approbation extérieure tout en craignant le rejet, rendant ainsi difficile toute forme de connexion authentique.

En somme, la construction de soi chez les personnes atteintes du trouble borderline est marquée par une quête incessante d'identité et d'acceptation. En explorant ces dynamiques internes et externes, il devient possible non seulement de mieux comprendre ce trouble mais aussi d'ouvrir la voie vers des approches thérapeutiques plus adaptées et empathiques.

- **Recherche d'identité :** L'individu borderline navigue constamment entre différentes facettes de son identité, cherchant à comprendre qui il est réellement.
- **Impact des relations :** Les interactions avec autrui jouent un rôle crucial dans la formation de leur identité; chaque relation peut apporter soit une validation soit une remise en question de leur valeur personnelle.
- **Mécanismes d'adaptation :** Pour faire face à cette instabilité identitaire, certains développent des mécanismes tels que la dissociation ou l'idéalisation excessive, qui peuvent masquer leur douleur intérieure mais ne résolvent pas le problème sous-jacent.

2.2 L'impact des relations interpersonnelles

Les relations interpersonnelles jouent un rôle fondamental dans la vie des individus atteints du trouble de la personnalité borderline (TPB). En raison de leur nature émotionnelle intense et de leur besoin d'approbation, ces personnes vivent souvent leurs interactions sociales comme des montagnes russes émotionnelles. Chaque relation devient un miroir qui reflète non seulement leur propre image, mais aussi leurs peurs et leurs désirs les plus profonds.

Un aspect crucial de l'impact des relations est la tendance à l'idéalisation et à la dévalorisation. Les individus avec TPB peuvent rapidement passer d'une admiration excessive pour une personne à une critique acerbe, ce qui crée une dynamique relationnelle instable. Cette oscillation peut être attribuée à leur quête désespérée d'identité et à leur peur du rejet. Par exemple, une personne borderline peut voir un ami comme un sauveur lors d'un moment de vulnérabilité, puis le considérer comme un traître dès qu'elle perçoit une légère déception ou un manque d'attention.

De plus, les relations interpersonnelles peuvent exacerber les symptômes du TPB. Les conflits fréquents et les ruptures relationnelles entraînent souvent des sentiments de vide et d'abandon chez ces individus. Ils peuvent développer des comportements autodestructeurs en réponse à ces pertes, cherchant ainsi à gérer leur douleur émotionnelle par des moyens malsains tels que l'automutilation ou l'abus de substances. Ces comportements ne font qu'aggraver leur situation en éloignant encore davantage ceux qui pourraient offrir soutien et compréhension.

Il est également important de noter que certaines relations peuvent servir de points d'ancrage positifs pour les personnes atteintes du TPB. Des interactions saines avec des amis compréhensifs ou des thérapeutes empathiques peuvent favoriser un sentiment de sécurité et aider à stabiliser l'image de soi fluctuante. Ces connexions positives permettent aux individus borderline d'explorer leurs émotions sans jugement, contribuant ainsi à une meilleure régulation émotionnelle.

En somme, l'impact des relations interpersonnelles sur les personnes atteintes du TPB est complexe et multidimensionnel. Comprendre cette dynamique est essentiel pour développer des stratégies thérapeutiques efficaces qui favorisent non seulement la guérison personnelle mais aussi la construction de relations saines et durables.

2.3 La quête d'authenticité

La quête d'authenticité est un thème central pour les individus atteints du trouble de la personnalité borderline (TPB). Cette recherche d'une identité véritable et stable est souvent entravée par des émotions intenses et des relations interpersonnelles tumultueuses. Pour ces personnes, l'authenticité ne se limite pas à une simple expression de soi ; elle devient une nécessité vitale, un moyen de se sentir entier dans un monde où tout semble fragmenté.

Les individus avec TPB ressentent fréquemment un profond sentiment de vide et d'aliénation. Ils peuvent avoir l'impression que leur identité est façonnée par les autres plutôt que par eux-mêmes. Cette perception peut les amener à adopter des comportements adaptatifs qui ne reflètent pas leur véritable essence, mais plutôt ce qu'ils pensent que les autres attendent d'eux. Par exemple, ils peuvent changer leurs opinions ou leurs intérêts en fonction des personnes avec qui ils interagissent, cherchant désespérément à plaire et à éviter le rejet.

Cette dynamique crée un cycle vicieux : plus ils s'éloignent de leur authenticité, plus ils ressentent le besoin de validation externe, ce qui renforce leur sentiment d'insécurité. Les crises identitaires fréquentes sont souvent exacerbées par des événements déclencheurs dans leurs relations personnelles. Lorsqu'un lien se brise ou qu'une déception survient, cela peut provoquer une remise en question profonde de leur valeur personnelle et de leur identité.

Pour contrer cette quête insatiable d'approbation extérieure, il est essentiel pour les personnes atteintes du TPB d'apprendre à se reconnecter avec elles-mêmes. Cela peut passer par des pratiques telles que la thérapie dialectique comportementale (TDC), qui encourage l'exploration des émotions authentiques sans jugement. En apprenant à identifier et à accepter leurs véritables sentiments et pensées, ces individus peuvent commencer à construire une image de soi plus cohérente et stable.

En somme, la quête d'authenticité chez les personnes atteintes du TPB est complexe et multidimensionnelle. Elle nécessite non seulement une introspection profonde mais aussi un soutien adéquat pour naviguer dans les défis émotionnels liés aux relations interpersonnelles instables. En favorisant cette exploration intérieure, il devient possible pour ces individus de trouver un sens durable à leur existence.

3
Les défis émotionnels

3.1 La régulation émotionnelle

La régulation émotionnelle est un concept central dans la compréhension des défis rencontrés par les personnes vivant avec le trouble de la personnalité borderline. Ce processus implique la capacité à gérer et à moduler ses émotions, ce qui est particulièrement complexe pour ceux qui éprouvent des sentiments intenses et fluctuants. Dans le cadre de ce chapitre, il est essentiel d'explorer comment cette régulation peut être à la fois un défi et une source de résilience.

Les individus atteints de ce trouble peuvent souvent ressentir des émotions extrêmes, allant de l'euphorie à la dépression en passant par l'anxiété intense. Cette variabilité émotionnelle peut rendre difficile l'établissement de relations stables et saines. Par conséquent, développer des stratégies efficaces de régulation émotionnelle devient crucial pour améliorer leur qualité de vie. Parmi ces stratégies, on trouve la pleine conscience, qui permet d'accueillir les émotions sans jugement, ainsi que des techniques cognitives visant à recontextualiser les pensées négatives.

Un autre aspect important est le rôle du soutien social dans la régulation émotionnelle. Les interactions avec des amis ou des thérapeutes peuvent offrir un espace sûr pour exprimer ses émotions et recevoir des retours constructifs. Cela aide non seulement à valider les expériences vécues mais aussi à apprendre des mécanismes d'adaptation plus sains. En effet, le partage d'expériences similaires au sein de groupes de soutien peut renforcer le sentiment d'appartenance et diminuer l'isolement souvent ressenti par ces individus.

Il convient également d'aborder les conséquences potentielles lorsque la régulation émotionnelle échoue. Des comportements autodestructeurs ou impulsifs peuvent survenir comme tentatives maladroites pour gérer une détresse insupportable. Reconnaître ces comportements comme des signaux d'alarme plutôt que comme une simple faiblesse peut aider à orienter vers une recherche proactive d'aide professionnelle.

En somme, bien que la régulation émotionnelle soit un défi majeur pour ceux vivant avec le trouble borderline, elle représente également une opportunité significative pour développer des compétences essentielles en matière de gestion personnelle et relationnelle. À travers cette exploration, nous pouvons mieux comprendre comment transformer ces luttes en forces durables.

3.2 Les crises d'angoisse et de colère

Les crises d'angoisse et de colère représentent des manifestations émotionnelles intenses qui peuvent survenir chez les personnes vivant avec un trouble de la personnalité borderline. Ces épisodes sont souvent déclenchés par des situations perçues comme menaçantes ou frustrantes, et leur gestion est cruciale pour le bien-être émotionnel et relationnel des individus concernés.

Les crises d'angoisse se caractérisent par une montée soudaine de peur ou d'inquiétude, accompagnée de symptômes physiques tels que palpitations, sueurs, tremblements ou sensations d'étouffement. Ces manifestations peuvent être déstabilisantes et entraîner un sentiment de perte de contrôle. Il est essentiel de comprendre que ces crises ne sont pas simplement des réactions exagérées ; elles sont souvent le résultat d'une hypersensibilité émotionnelle qui rend difficile la régulation des réponses face au stress.

D'autre part, les crises de colère peuvent surgir lorsque les individus se sentent incompris ou rejetés. Cette colère peut se manifester par des explosions verbales ou comportementales, parfois dirigées vers soi-même ou autrui. La difficulté à exprimer cette colère de manière constructive peut mener à des comportements autodestructeurs ou à l'isolement social. Reconnaître ces émotions comme légitimes mais nécessitant une gestion appropriée est crucial pour éviter qu'elles ne deviennent destructrices.

Pour faire face à ces crises, plusieurs stratégies peuvent être mises en œuvre. La pratique régulière de techniques de relaxation telles que la respiration profonde ou la méditation peut aider à apaiser l'esprit lors d'une montée d'angoisse. De même, l'apprentissage de compétences en communication assertive permet aux individus d'exprimer leur colère sans recourir à l'agression ou au retrait.

Enfin, il est important que les proches soient sensibilisés aux défis liés aux crises d'angoisse et de colère afin qu'ils puissent offrir un soutien adéquat. Un environnement compréhensif et sécurisant favorise non seulement la gestion des émotions mais contribue également à renforcer les liens interpersonnels.

3.3 L'expérience de la douleur psychologique

L'expérience de la douleur psychologique est un aspect fondamental des défis émotionnels rencontrés par les individus, en particulier ceux vivant avec des troubles de la personnalité comme le trouble borderline. Cette forme de douleur, souvent invisible et difficile à exprimer, peut être tout aussi débilitante que la douleur physique. Elle se manifeste généralement par des sentiments d'angoisse, de tristesse profonde ou d'impuissance, et peut avoir des répercussions significatives sur le bien-être général et les relations interpersonnelles.

La douleur psychologique est souvent liée à des expériences traumatiques passées ou à des schémas relationnels dysfonctionnels. Par exemple, une personne ayant subi un rejet ou une négligence durant son enfance peut développer une sensibilité accrue aux situations perçues comme menaçantes dans sa vie adulte. Cette hypersensibilité entraîne une réaction émotionnelle intense face à des stimuli qui pourraient sembler anodins pour autrui. Ainsi, l'individu peut vivre un cycle perpétuel de souffrance émotionnelle qui altère sa perception du monde et sa capacité à établir des liens sains avec les autres.

Il est crucial de reconnaître que cette douleur n'est pas simplement le résultat d'une faiblesse personnelle ; elle est souvent enracinée dans des mécanismes psychologiques complexes. Les personnes touchées peuvent ressentir un sentiment d'isolement, pensant que leur souffrance n'est pas comprise ou validée par leur entourage. Cela peut conduire à un retrait social accru et à une aggravation de l'état émotionnel. Pour contrer cela, il est essentiel d'encourager un dialogue ouvert sur la santé mentale afin de réduire la stigmatisation associée aux douleurs psychologiques.

Des approches thérapeutiques telles que la thérapie cognitivo-comportementale (TCC) ou la thérapie dialectique comportementale (TDC) se sont révélées efficaces pour aider les individus à gérer leur douleur psychologique. Ces méthodes visent non seulement à atténuer les symptômes immédiats mais aussi à travailler sur les causes sous-jacentes en développant des compétences d'adaptation et en favorisant une meilleure régulation émotionnelle.

En conclusion, l'expérience de la douleur psychologique mérite une attention particulière dans le cadre du soutien aux personnes vulnérables. En créant un environnement empathique et compréhensif, nous pouvons contribuer significativement au processus de guérison et au renforcement du bien-être émotionnel.

4
Stéréotypes et préjugés sociaux

4.1 Représentations médiatiques du trouble borderline

Les représentations médiatiques du trouble de la personnalité borderline (TPB) jouent un rôle crucial dans la perception sociale de cette condition. Souvent, les médias véhiculent des stéréotypes qui peuvent renforcer les préjugés et alimenter la stigmatisation. En explorant ces représentations, il est essentiel de comprendre comment elles influencent non seulement l'image publique des personnes vivant avec le TPB, mais aussi leur propre perception d'eux-mêmes.

Dans de nombreuses séries télévisées et films, les personnages atteints de TPB sont souvent dépeints comme imprévisibles ou dangereux. Par exemple, des œuvres comme "Girl, Interrupted" ont contribué à populariser une vision dramatique et parfois inexacte du trouble. Bien que ces récits puissent offrir une certaine visibilité aux luttes émotionnelles vécues par ces individus, ils tendent également à réduire leur complexité à des clichés simplistes. Cette représentation peut engendrer une peur irrationnelle chez le grand public et mener à des malentendus sur la nature même du trouble.

En revanche, certaines productions récentes tentent d'aborder le TPB avec plus de nuance et d'empathie. Des documentaires et des récits autobiographiques mettent en lumière les défis quotidiens ainsi que les stratégies de résilience adoptées par ceux qui vivent avec ce trouble. Ces œuvres offrent un espace pour humaniser les expériences individuelles et encourager une compréhension plus profonde au-delà des simples étiquettes psychiatriques.

Il est également important de noter l'impact des réseaux sociaux sur la représentation du TPB. De nombreux utilisateurs partagent leurs histoires personnelles en ligne, créant ainsi une communauté où l'authenticité prime sur les stéréotypes médiatiques traditionnels. Ce phénomène permet aux personnes atteintes de TPB de revendiquer leur identité tout en sensibilisant le public aux réalités complexes associées à ce trouble.

En conclusion, bien que les médias aient souvent contribué à façonner une image négative du trouble borderline, il existe un potentiel significatif pour promouvoir une représentation plus équilibrée et empathique. Cela nécessite un engagement continu pour éduquer le public et déconstruire les mythes entourant cette condition afin d'encourager une société plus inclusive et compréhensive.

4.2 Discrimination et stigmatisation

La discrimination et la stigmatisation sont des phénomènes sociaux profondément enracinés qui affectent de manière significative les individus et les groupes marginalisés. Dans le contexte des troubles psychologiques, comme le trouble de la personnalité borderline (TPB), ces dynamiques peuvent exacerber la souffrance des personnes concernées, rendant leur rétablissement encore plus difficile. La stigmatisation se manifeste souvent par des attitudes négatives, des comportements discriminatoires et une exclusion sociale, créant un cycle vicieux qui renforce l'isolement.

Les conséquences de la stigmatisation sont multiples. D'une part, elle peut conduire à une internalisation des préjugés chez les personnes atteintes de TPB, entraînant une diminution de l'estime de soi et un sentiment d'impuissance. D'autre part, cette stigmatisation peut également dissuader les individus de chercher de l'aide professionnelle par crainte d'être jugés ou mal compris. Par exemple, une étude a révélé que près de 60 % des personnes vivant avec un trouble mental évitent de demander un traitement en raison de la peur du jugement social.

Il est crucial d'explorer comment les institutions sociales, y compris le système éducatif et le milieu professionnel, contribuent à cette dynamique. Les environnements où règnent l'ignorance ou le manque d'information sur les troubles mentaux peuvent renforcer les stéréotypes négatifs. Des initiatives telles que des programmes d'éducation sur la santé mentale dans les écoles peuvent jouer un rôle clé dans la réduction de la stigmatisation en sensibilisant dès le plus jeune âge aux réalités vécues par ceux qui souffrent de troubles psychologiques.

En outre, il est essentiel d'encourager une représentation positive dans les médias pour contrer ces effets néfastes. Les récits authentiques qui mettent en avant non seulement les défis mais aussi les réussites des personnes vivant avec le TPB peuvent aider à humaniser ces expériences et à briser les mythes associés à ce trouble. En favorisant une culture d'empathie et d'inclusion, nous pouvons contribuer à réduire la discrimination et promouvoir une société plus juste pour tous.

4.3 Effets des préjugés sur les individus concernés

Les préjugés, qu'ils soient fondés sur la race, le genre, l'orientation sexuelle ou d'autres caractéristiques personnelles, ont des effets dévastateurs sur les individus qui en sont victimes. Ces effets ne se limitent pas à des conséquences psychologiques; ils engendrent également des répercussions sociales et économiques significatives. Comprendre ces impacts est essentiel pour développer des stratégies visant à atténuer les effets néfastes de la discrimination.

Tout d'abord, l'un des effets les plus marquants des préjugés est l'impact sur la santé mentale. Les personnes confrontées à la stigmatisation peuvent éprouver une augmentation de l'anxiété, de la dépression et du stress post-traumatique. Par exemple, une étude a montré que les membres de minorités ethniques subissent souvent un stress chronique dû à la discrimination quotidienne, ce qui peut entraîner des problèmes de santé physique tels que des maladies cardiaques ou une immunité affaiblie.

Ensuite, il est important de noter que les préjugés peuvent également affecter le comportement et l'estime de soi. Les individus stigmatisés peuvent développer un sentiment d'infériorité et une perception négative d'eux-mêmes. Cette internalisation des préjugés peut conduire à un retrait social et à une diminution de la motivation personnelle. Par exemple, un étudiant issu d'un milieu défavorisé peut hésiter à participer activement en classe par peur du jugement ou du ridicule.

De plus, les préjugés influencent directement l'accès aux opportunités économiques et professionnelles. Les personnes discriminées peuvent rencontrer des obstacles dans leur recherche d'emploi ou leur avancement professionnel en raison de stéréotypes négatifs associés à leur identité. Cela crée un cycle vicieux où le manque d'opportunités renforce encore davantage les inégalités sociales existantes.

Enfin, il convient de souligner que ces effets ne touchent pas seulement les individus concernés mais ont également un impact sur la société dans son ensemble. La persistance des préjugés contribue à maintenir des structures sociales injustes et entrave le progrès vers une société plus équitable. En favorisant une culture d'empathie et en promouvant l'éducation contre les stéréotypes, nous pouvons commencer à briser ce cycle destructeur.

5
Forces émergentes du trouble borderline

5.1 Résilience face à l'adversité

La résilience face à l'adversité est un thème central dans la compréhension du trouble de la personnalité borderline (TPB). Les personnes vivant avec ce trouble font souvent face à des défis émotionnels intenses, mais il est essentiel de reconnaître que ces expériences peuvent également donner naissance à une force intérieure remarquable. Cette section explore comment la résilience se manifeste chez les individus atteints de TPB et comment elle peut être cultivée pour surmonter les obstacles.

La résilience ne se limite pas simplement à la capacité de rebondir après une crise ; elle implique également un processus d'apprentissage et d'adaptation. Pour ceux qui vivent avec le TPB, chaque épisode de souffrance peut devenir une occasion d'explorer des mécanismes d'adaptation plus sains. Par exemple, certaines personnes développent des compétences en pleine conscience qui leur permettent de mieux gérer leurs émotions et leurs réactions face au stress. Ces techniques peuvent transformer des moments de crise en opportunités de croissance personnelle.

- Les réseaux sociaux jouent un rôle crucial dans le soutien émotionnel, permettant aux individus de partager leurs expériences et d'apprendre les uns des autres.
- Des thérapies comme la thérapie dialectique comportementale (TDC) offrent des outils pratiques pour renforcer la résilience, en enseignant aux patients comment naviguer dans leurs émotions complexes.
- L'engagement dans des activités créatives ou sportives peut également servir de moyen d'expression et de libération émotionnelle, contribuant ainsi à renforcer le sentiment d'identité et d'autonomie.

Il est important de souligner que la résilience n'est pas innée ; elle se construit au fil du temps grâce à l'expérience et au soutien. Les récits personnels partagés par ceux qui ont vécu avec le TPB révèlent souvent une transformation profonde : ce qui était autrefois perçu comme une faiblesse devient une source de force. En fin de compte, cette capacité à faire face aux adversités non seulement enrichit leur propre vie mais contribue également à changer les perceptions sociétales autour du trouble borderline.

5.2 Créativité et sensibilité accrue

La créativité et la sensibilité accrue sont des caractéristiques souvent observées chez les personnes atteintes du trouble de la personnalité borderline (TPB). Ces traits, bien que parfois perçus comme des fardeaux, peuvent également être des sources puissantes d'expression personnelle et de connexion avec le monde. Dans cette section, nous explorerons comment ces qualités se manifestent et comment elles peuvent être canalisées de manière constructive.

Les individus vivant avec le TPB éprouvent fréquemment des émotions intenses qui peuvent sembler écrasantes. Cependant, cette intensité émotionnelle peut également nourrir une créativité exceptionnelle. Par exemple, de nombreux artistes, écrivains et musiciens ayant un TPB utilisent leur douleur comme source d'inspiration pour créer des œuvres profondément touchantes. Cette capacité à transformer la souffrance en art permet non seulement une catharsis personnelle mais aussi une résonance auprès du public, créant ainsi un espace de compréhension mutuelle.

La sensibilité accrue peut également jouer un rôle crucial dans l'empathie. Les personnes atteintes de TPB sont souvent très conscientes des émotions des autres, ce qui leur permet d'établir des connexions profondes et authentiques. Cette empathie peut enrichir leurs relations interpersonnelles et favoriser un environnement où les autres se sentent compris et soutenus. Toutefois, il est essentiel que cette sensibilité soit équilibrée par des mécanismes d'adaptation sains pour éviter l'épuisement émotionnel.

Pour canaliser cette créativité et cette sensibilité vers des résultats positifs, plusieurs approches peuvent être envisagées. La thérapie artistique ou l'écriture thérapeutique sont deux méthodes efficaces qui permettent aux individus d'explorer leurs émotions tout en développant leur expression créative. De plus, participer à des groupes de soutien où les expériences personnelles peuvent être partagées peut renforcer le sentiment d'appartenance tout en offrant un espace sécurisé pour exprimer ses sentiments.

En somme, la créativité et la sensibilité accrue ne doivent pas être considérées uniquement comme des défis associés au TPB ; elles représentent également une richesse intérieure qui peut mener à une vie plus épanouissante lorsque correctement orientées. En apprenant à naviguer dans ces eaux tumultueuses avec compassion envers soi-même et les autres, les individus peuvent transformer leurs luttes en forces durables.

5.3 Transformations personnelles positives

Les transformations personnelles positives chez les individus atteints du trouble de la personnalité borderline (TPB) représentent un aspect essentiel de leur parcours. Bien que le TPB soit souvent associé à des défis émotionnels et relationnels, il existe également des opportunités de croissance et d'épanouissement personnel qui peuvent émerger de cette expérience. Cette section explore comment ces transformations peuvent se manifester et les mécanismes qui les favorisent.

Un des aspects clés des transformations positives est la résilience. Les personnes vivant avec le TPB développent souvent une capacité remarquable à surmonter l'adversité. Cette résilience peut être cultivée par le biais de thérapies adaptées, telles que la thérapie comportementale dialectique (TCD), qui enseigne des compétences pratiques pour gérer les émotions intenses et améliorer les relations interpersonnelles. En apprenant à naviguer dans leurs luttes, ces individus acquièrent une force intérieure qui leur permet non seulement de faire face aux défis, mais aussi d'en sortir renforcés.

De plus, l'auto-réflexion joue un rôle crucial dans ce processus de transformation. Les personnes atteintes du TPB sont souvent amenées à examiner leurs comportements et leurs émotions en profondeur. Ce travail introspectif peut conduire à une meilleure compréhension d'eux-mêmes et à une redéfinition de leur identité personnelle. Par exemple, certains peuvent découvrir des passions ou des talents cachés qu'ils n'avaient jamais explorés auparavant, comme l'art ou le bénévolat, ce qui peut enrichir leur vie et renforcer leur estime de soi.

Les relations interpersonnelles peuvent également évoluer positivement grâce au TPB. En cherchant un soutien adéquat, beaucoup apprennent à établir des connexions plus authentiques avec autrui. Ces interactions peuvent devenir des sources précieuses d'encouragement et d'inspiration, permettant aux individus de se sentir moins isolés dans leurs luttes. La création de réseaux sociaux solides contribue ainsi à un sentiment accru d'appartenance et renforce la motivation pour continuer sur le chemin du développement personnel.

En somme, bien que le trouble borderline présente indéniablement des défis significatifs, il offre également un terrain fertile pour la transformation personnelle positive. Grâce à la résilience acquise, l'auto-réflexion approfondie et l'établissement de relations authentiques, les individus peuvent transformer leurs expériences douloureuses en forces durables qui enrichissent leur vie.

6
Stratégies de résilience

6.1 Techniques de gestion du stress

La gestion du stress est essentielle pour maintenir un équilibre émotionnel, surtout pour ceux qui vivent avec des troubles de la personnalité comme le trouble borderline. Les techniques de gestion du stress permettent non seulement d'atténuer les symptômes liés à l'anxiété et à la dépression, mais elles favorisent également une meilleure résilience face aux défis quotidiens. Dans cette section, nous explorerons plusieurs méthodes efficaces qui peuvent être intégrées dans la vie quotidienne.

- **Méditation et pleine conscience :** La méditation est une pratique ancienne qui aide à centrer l'esprit et à réduire le stress. En se concentrant sur le moment présent, les individus peuvent apprendre à observer leurs pensées sans jugement, ce qui diminue l'impact des émotions négatives. Des études montrent que même quelques minutes de méditation par jour peuvent améliorer significativement le bien-être mental.
- **Exercice physique :** L'activité physique est un puissant antidote au stress. Que ce soit par la course, le yoga ou même une simple marche en plein air, l'exercice libère des endorphines, souvent appelées hormones du bonheur. Ces activités physiques aident également à canaliser l'énergie négative et à favoriser un meilleur sommeil.
- **Techniques de respiration :** Les exercices de respiration profonde sont simples mais très efficaces pour gérer le stress instantanément. Par exemple, la technique 4-7-8 consiste à inspirer pendant 4 secondes, retenir sa respiration pendant 7 secondes et expirer lentement pendant 8 secondes. Cette méthode aide à calmer le système nerveux et réduit rapidement les niveaux d'anxiété.
- **Soutien social :** Établir des connexions avec d'autres personnes peut offrir un soutien émotionnel crucial lors de périodes difficiles. Participer à des groupes de soutien ou simplement passer du temps avec des amis peut aider à partager ses expériences et diminuer le sentiment d'isolement.

En intégrant ces techniques dans leur routine quotidienne, les individus peuvent non seulement mieux gérer leur stress mais aussi renforcer leur résilience face aux défis émotionnels associés au trouble borderline. Il est important de rappeler que chaque personne est unique; ainsi, il peut être nécessaire d'expérimenter différentes approches pour trouver celles qui fonctionnent le mieux.

6.2 Pratiques de pleine conscience et méditation

Les pratiques de pleine conscience et de méditation jouent un rôle crucial dans le développement de la résilience émotionnelle, en particulier pour les personnes confrontées à des troubles de la personnalité tels que le trouble borderline. En cultivant une attention consciente au moment présent, ces techniques permettent aux individus d'observer leurs pensées et émotions sans jugement, favorisant ainsi une meilleure régulation émotionnelle.

La méditation, qu'elle soit guidée ou autonome, offre un espace propice à l'introspection. Par exemple, la méditation de pleine conscience (mindfulness) encourage les pratiquants à se concentrer sur leur respiration ou sur des sensations corporelles spécifiques. Cette focalisation aide à réduire l'auto-critique et à diminuer l'anxiété en permettant aux individus d'accepter leurs expériences internes plutôt que de les fuir. Des études ont montré que même une pratique régulière de quelques minutes par jour peut entraîner des changements significatifs dans la structure cérébrale, notamment dans les zones associées à la régulation des émotions.

En outre, intégrer des exercices de pleine conscience dans la vie quotidienne peut renforcer cette pratique. Par exemple, prendre quelques instants pour apprécier pleinement un repas ou observer son environnement lors d'une promenade peut transformer des moments ordinaires en occasions d'exercice mental. Ces petites pauses conscientes aident non seulement à ancrer l'individu dans le présent mais aussi à développer une attitude plus positive face aux défis quotidiens.

Il est également important de mentionner que les bienfaits des pratiques de pleine conscience ne se limitent pas uniquement au bien-être individuel; elles peuvent également améliorer les relations interpersonnelles. En apprenant à écouter activement et à répondre avec empathie plutôt qu'à réagir impulsivement, les individus peuvent créer des interactions plus saines et constructives avec leur entourage.

En somme, les pratiques de pleine conscience et de méditation constituent des outils puissants pour renforcer la résilience émotionnelle. En intégrant ces techniques dans leur quotidien, les personnes peuvent non seulement mieux gérer le stress mais aussi favoriser un état d'esprit plus serein et équilibré face aux tumultes émotionnels.

6.3 Soutien social et communautaire

Le soutien social et communautaire est un pilier fondamental dans le développement de la résilience, particulièrement face aux défis émotionnels et psychologiques. Ce type de soutien englobe les interactions avec la famille, les amis, ainsi que l'engagement dans des groupes ou des communautés qui partagent des intérêts communs. En période de crise ou de stress, ces réseaux peuvent offrir une aide précieuse, tant sur le plan émotionnel que pratique.

Les recherches montrent que les individus bénéficiant d'un solide réseau social sont mieux équipés pour faire face aux adversités. Par exemple, lors d'événements traumatisants tels que la perte d'un emploi ou un divorce, le soutien d'amis proches ou de membres de la famille peut atténuer le sentiment d'isolement et favoriser une meilleure adaptation à la nouvelle réalité. Les interactions sociales permettent également de partager des expériences similaires, ce qui peut renforcer le sentiment d'appartenance et réduire l'anxiété.

En outre, l'implication dans des activités communautaires joue un rôle crucial dans le renforcement du soutien social. Participer à des clubs locaux, à des associations caritatives ou à des événements culturels permet non seulement de tisser des liens sociaux mais aussi de développer un sentiment d'identité collective. Ces engagements peuvent offrir un espace où les individus se sentent valorisés et écoutés, contribuant ainsi à leur bien-être mental.

Il est également essentiel de reconnaître l'importance du soutien informel qui émane souvent de relations interpersonnelles quotidiennes. Un simple échange amical avec un voisin ou une conversation avec un collègue peut avoir un impact significatif sur l'état émotionnel d'une personne. De plus, les plateformes numériques offrent aujourd'hui une opportunité sans précédent pour établir et maintenir ces connexions sociales, même à distance.

En somme, le soutien social et communautaire constitue une ressource inestimable pour renforcer la résilience individuelle. En cultivant ces relations et en s'engageant activement au sein de sa communauté, chaque individu peut non seulement améliorer sa propre capacité à faire face aux défis mais aussi contribuer au bien-être collectif.

7
Approches thérapeutiques

7.1 Thérapie comportementale dialectique (TCD)

La thérapie comportementale dialectique (TCD) est une approche thérapeutique innovante, développée par Marsha Linehan dans les années 1980, spécifiquement pour traiter le trouble de la personnalité borderline (TPB). Cette méthode se distingue par son intégration de techniques cognitives et comportementales avec des éléments de pleine conscience et d'acceptation. La TCD vise à aider les individus à réguler leurs émotions intenses, à améliorer leurs relations interpersonnelles et à développer des compétences essentielles pour faire face aux défis quotidiens.

Un des aspects fondamentaux de la TCD est l'accent mis sur la validation émotionnelle. Contrairement à d'autres approches qui peuvent minimiser ou ignorer les sentiments du patient, la TCD reconnaît l'importance de valider ces émotions comme étant réelles et significatives. Cela permet aux patients de se sentir compris et acceptés, ce qui est crucial pour établir une relation thérapeutique solide.

La TCD se compose généralement de plusieurs modules, chacun visant un ensemble spécifique de compétences. Parmi ceux-ci figurent :

- **Compétences en pleine conscience :** Ces techniques aident les patients à rester ancrés dans le moment présent, réduisant ainsi l'anxiété liée aux pensées intrusives.
- **Compétences interpersonnelles :** Elles enseignent comment naviguer efficacement dans les relations sociales, en favorisant des interactions saines et assertives.
- **Compétences de régulation émotionnelle :** Ces outils permettent aux individus d'identifier et de gérer leurs émotions intenses sans recourir à des comportements autodestructeurs.
- **Compétences de tolérance à la détresse :** Elles aident les patients à faire face aux situations stressantes sans céder à l'impulsivité.

L'efficacité de la TCD a été largement documentée dans diverses études cliniques, montrant une réduction significative des comportements suicidaires et une amélioration générale du bien-être psychologique chez les personnes atteintes du TPB. En outre, cette approche offre un cadre structuré qui peut être adapté aux besoins individuels des patients, rendant ainsi la thérapie plus accessible et pertinente pour chacun.

Ainsi, la TCD ne se limite pas seulement au traitement du trouble borderline ; elle propose également un modèle précieux pour aborder d'autres troubles émotionnels complexes. En intégrant acceptation et changement, elle ouvre la voie vers une vie plus équilibrée et épanouissante pour ceux qui en bénéficient.

7.2 Thérapies basées sur la mentalisation

Les thérapies basées sur la mentalisation (TBM) représentent une approche thérapeutique novatrice, particulièrement efficace pour traiter les troubles de la personnalité, notamment le trouble de la personnalité borderline. Développée par Peter Fonagy et ses collègues dans les années 1990, cette méthode repose sur l'idée que la capacité à comprendre ses propres états mentaux ainsi que ceux des autres est essentielle pour réguler les émotions et améliorer les relations interpersonnelles.

L'un des principes fondamentaux des TBM est l'accent mis sur la "mentalisation", qui se réfère à la capacité d'attribuer des états mentaux (pensées, émotions, intentions) aux autres et à soi-même. Cette compétence permet aux individus de mieux naviguer dans leurs interactions sociales en leur offrant une perspective plus nuancée sur le comportement humain. Par exemple, un patient capable de mentaliser peut interpréter une réaction émotionnelle d'autrui non pas comme une attaque personnelle, mais comme une réponse à un stress ou à une douleur sous-jacente.

Les TBM se déroulent généralement en plusieurs phases. Dans un premier temps, le thérapeute aide le patient à identifier et à explorer ses propres pensées et émotions. Cela inclut souvent des exercices pratiques visant à renforcer cette capacité de réflexion interne. Ensuite, l'accent est mis sur l'interaction avec autrui : comment comprendre les motivations derrière les comportements des autres et comment ces perceptions influencent nos propres réactions émotionnelles.

Un aspect crucial de cette approche est son utilisation dans le cadre du traitement du trouble borderline. Les patients souffrant de ce trouble ont souvent des difficultés marquées en matière de régulation émotionnelle et d'interactions sociales. En développant leur capacité à mentaliser, ils peuvent apprendre à gérer leurs émotions intenses et à établir des relations plus saines. Des études cliniques ont montré que les TBM peuvent réduire significativement les symptômes associés au TPB tout en améliorant le bien-être général des patients.

En somme, les thérapies basées sur la mentalisation offrent un cadre précieux pour aider les individus à mieux comprendre leurs propres processus mentaux ainsi que ceux des autres. Cette compréhension accrue favorise non seulement une meilleure régulation émotionnelle mais également des interactions interpersonnelles plus harmonieuses, contribuant ainsi au rétablissement psychologique global.

7.3 Autres approches thérapeutiques efficaces

Dans le domaine de la santé mentale, il existe une multitude d'approches thérapeutiques qui vont au-delà des méthodes traditionnelles comme la thérapie cognitivo-comportementale ou les thérapies basées sur la mentalisation. Ces autres approches, souvent complémentaires, peuvent offrir des solutions innovantes et adaptées aux besoins spécifiques des patients. Parmi celles-ci, on trouve la thérapie par l'art, la thérapie assistée par les animaux et les interventions basées sur la pleine conscience.

La **thérapie par l'art** utilise le processus créatif pour aider les individus à exprimer leurs émotions et à explorer leur psyché. Cette approche est particulièrement bénéfique pour ceux qui ont du mal à verbaliser leurs sentiments. Par exemple, un patient souffrant de dépression peut trouver dans le dessin ou la peinture un moyen d'extérioriser sa douleur intérieure. Des études ont montré que cette forme de thérapie peut réduire l'anxiété et améliorer l'estime de soi en permettant aux patients de se reconnecter avec leur créativité.

Une autre méthode prometteuse est la **thérapie assistée par les animaux**, qui implique l'interaction entre un patient et un animal formé pour apporter du soutien émotionnel. Les animaux peuvent créer un environnement sûr où les patients se sentent plus à l'aise pour partager leurs pensées et émotions. Par exemple, des recherches ont démontré que les interactions avec des chiens peuvent diminuer le stress et favoriser une meilleure régulation émotionnelle chez les personnes souffrant de troubles anxieux.

Enfin, les **interventions basées sur la pleine conscience**, telles que la méditation ou le yoga, sont devenues populaires en tant qu'approches thérapeutiques efficaces. Ces pratiques encouragent une prise de conscience accrue du moment présent et aident à développer une attitude non réactive face aux pensées négatives. Des études cliniques indiquent que ces techniques peuvent réduire significativement les symptômes liés à divers troubles mentaux, y compris l'anxiété et la dépression.

En somme, ces autres approches thérapeutiques offrent des alternatives précieuses qui enrichissent le paysage du traitement psychologique. En intégrant ces méthodes dans un cadre thérapeutique global, il est possible d'améliorer considérablement le bien-être mental des patients tout en répondant à leurs besoins individuels.

8
Le rôle des proches

8.1 Comprendre le vécu des proches

Le vécu des proches d'une personne atteinte du trouble de la personnalité borderline (TPB) est souvent complexe et chargé d'émotions. Ces individus, qu'il s'agisse de partenaires, de membres de la famille ou d'amis, se retrouvent plongés dans un environnement émotionnel intense qui peut les affecter profondément. Comprendre cette expérience est essentiel pour développer une approche empathique et constructive face à la souffrance partagée.

Les proches peuvent ressentir une gamme d'émotions allant de l'amour inconditionnel à la frustration, en passant par l'anxiété et la tristesse. Cette montagne russe émotionnelle est souvent exacerbée par les comportements imprévisibles associés au TPB, tels que les crises de colère ou les ruptures soudaines des relations. Par exemple, un partenaire peut éprouver un sentiment constant d'insécurité, ne sachant jamais quand une dispute pourrait éclater ou quand leur proche pourrait se retirer émotionnellement.

Il est également crucial de reconnaître le poids du stress que ces relations peuvent engendrer. Les proches peuvent se sentir isolés dans leur lutte pour comprendre et soutenir leur être cher tout en préservant leur propre bien-être mental. Ce phénomène peut mener à ce qu'on appelle le "burn-out compassionnel", où l'épuisement émotionnel devient si intense qu'il nuit à la capacité d'aider efficacement l'autre.

- **La nécessité de soutien :** Les proches doivent souvent chercher du soutien extérieur, que ce soit par le biais de groupes de parole ou de thérapies familiales, afin d'apprendre à gérer leurs propres émotions tout en soutenant leur proche.
- **L'importance des limites :** Établir des limites claires est essentiel pour protéger sa santé mentale. Cela permet aux proches de maintenir une relation saine sans sacrifier leur propre bien-être.
- **Éducation sur le TPB :** Comprendre les mécanismes du trouble peut aider les proches à mieux appréhender les comportements et réactions de leur proche, réduisant ainsi la confusion et le sentiment d'impuissance.

Ainsi, comprendre le vécu des proches n'est pas seulement une question d'empathie ; c'est aussi un pas vers une meilleure gestion des relations affectées par le TPB. En favorisant un dialogue ouvert et en encourageant l'éducation sur ce trouble complexe, il devient possible non seulement d'améliorer la qualité des interactions mais aussi d'apporter un soutien mutuel plus efficace.

8.2 Communication efficace avec une personne borderline

La communication avec une personne atteinte du trouble de la personnalité borderline (TPB) est un enjeu crucial pour maintenir des relations saines et constructives. Établir un dialogue ouvert et respectueux peut non seulement aider à désamorcer les tensions, mais aussi favoriser une meilleure compréhension mutuelle. Une approche adaptée permet de naviguer dans les complexités émotionnelles qui caractérisent souvent ces interactions.

Il est essentiel d'adopter une écoute active lors des échanges. Cela signifie prêter attention non seulement aux mots prononcés, mais aussi aux émotions sous-jacentes. Par exemple, lorsque votre proche exprime de la colère ou de la tristesse, il est important de valider ses sentiments sans minimiser son expérience. Dire quelque chose comme « Je comprends que tu te sentes blessé(e) » peut contribuer à apaiser les tensions et montrer que vous êtes présent pour lui/elle.

Utiliser un langage clair et direct est également fondamental. Les personnes atteintes du TPB peuvent interpréter les messages ambigus comme des rejets ou des critiques, ce qui peut intensifier leurs réactions émotionnelles. En évitant le jargon ou les insinuations, vous réduisez le risque de malentendus. Par exemple, au lieu de dire « Tu ne sembles pas bien aujourd'hui », il serait plus approprié de dire « J'ai remarqué que tu es silencieux(se), veux-tu en parler ? »

Établir des limites claires tout en restant empathique est une autre clé d'une communication efficace. Il est important d'exprimer vos besoins tout en respectant ceux de l'autre. Par exemple, si vous avez besoin d'un moment pour vous ressourcer après une discussion difficile, communiquez-le clairement : « J'ai besoin d'un peu de temps seul(e) pour réfléchir à notre conversation, mais je suis là pour toi quand tu es prêt(e). »

Enfin, encourager la recherche d'aide professionnelle peut être bénéfique tant pour la personne atteinte du TPB que pour ses proches. La thérapie individuelle ou familiale peut offrir un espace sûr pour explorer les émotions complexes et améliorer les compétences en communication. En intégrant ces stratégies dans vos interactions quotidiennes, vous pouvez créer un environnement propice à la compréhension et au soutien mutuel.

8.3 Établir des limites saines

Établir des limites saines est essentiel dans toute relation, mais cela revêt une importance particulière lorsqu'il s'agit d'interagir avec une personne atteinte du trouble de la personnalité borderline (TPB). Les limites permettent de protéger votre bien-être émotionnel tout en offrant un cadre sécurisant pour l'autre. Elles favorisent également une communication claire et respectueuse, essentielle pour éviter les malentendus et les conflits.

Les limites doivent être définies avec soin et clarté. Cela implique non seulement de communiquer vos besoins, mais aussi d'écouter ceux de l'autre. Par exemple, si vous ressentez le besoin de temps seul après une interaction intense, il est crucial d'exprimer ce besoin sans culpabilité : « J'ai besoin d'un moment pour moi afin de me ressourcer, mais je suis là pour toi quand tu es prêt(e) à parler ». Cette approche montre que vous prenez soin de vous tout en restant disponible pour l'autre.

Il est également important d'être cohérent dans l'application des limites. La constance aide à établir un sentiment de sécurité et prévient la confusion. Si vous fixez une limite concernant un comportement spécifique, assurez-vous de la maintenir même lorsque cela devient difficile. Par exemple, si vous avez décidé que certaines discussions ne doivent pas avoir lieu tard le soir, tenez-vous-en à cette règle afin que votre proche comprenne qu'il s'agit d'une nécessité pour votre bien-être.

En outre, il peut être utile d'expliquer pourquoi ces limites sont nécessaires. En partageant vos raisons personnelles — par exemple, le fait que certaines conversations peuvent déclencher du stress ou de l'anxiété — vous aidez votre proche à comprendre que ces limites ne sont pas des rejets personnels mais plutôt des mesures visant à préserver la santé mentale de chacun.

Enfin, n'oubliez pas que les limites peuvent évoluer avec le temps. Il est donc bénéfique d'avoir des discussions régulières sur ce qui fonctionne ou non dans votre relation. Cela permet non seulement d'ajuster les attentes mutuelles mais aussi de renforcer la confiance et le respect entre vous deux.

9
Normes sociales et différences

9.1 Analyse critique des normes sociétales

L'analyse critique des normes sociétales est essentielle pour comprendre comment ces standards influencent les comportements individuels et collectifs, en particulier dans le contexte du trouble de la personnalité borderline. Les normes sociales, souvent perçues comme des vérités universelles, façonnent notre perception de la normalité et de l'acceptable. Dans ce cadre, il est crucial d'examiner comment ces normes peuvent marginaliser ceux qui ne s'y conforment pas.

Les récits présentés dans "Borderline jusqu'à la mort" mettent en lumière les luttes vécues par ceux qui souffrent de troubles émotionnels intenses. Ces expériences révèlent que les normes sociales peuvent être rigides et excluantes, créant un environnement où la différence est souvent synonyme de stigmatisation. Par exemple, une personne atteinte du trouble borderline peut être perçue comme instable ou imprévisible, alors qu'en réalité, ses réactions sont souvent des réponses à des douleurs profondes et à des traumatismes non résolus.

Il est également pertinent d'explorer comment les médias contribuent à façonner ces perceptions. Les représentations biaisées dans les films et les séries télévisées renforcent souvent des stéréotypes négatifs sur les personnes ayant des troubles mentaux. Cela alimente une culture de peur et d'incompréhension qui empêche une véritable empathie envers ceux qui vivent avec ces conditions. En déconstruisant ces images médiatiques, nous pouvons commencer à redéfinir ce que signifie être "normal" et reconnaître la richesse que la diversité émotionnelle apporte à notre société.

- La nécessité d'une éducation inclusive sur la santé mentale pour combattre les préjugés.
- L'importance de créer des espaces sûrs où les individus peuvent partager leurs expériences sans crainte de jugement.
- Le rôle crucial des témoignages personnels dans le changement des perceptions sociétales.

En conclusion, l'analyse critique des normes sociétales nous invite à remettre en question nos propres croyances et à adopter une approche plus nuancée face aux différences humaines. En reconnaissant que chaque expérience individuelle mérite d'être entendue et validée, nous pouvons travailler ensemble vers une société plus inclusive et compréhensive.

9.2 Acceptation de la diversité émotionnelle

L'acceptation de la diversité émotionnelle est un concept fondamental qui mérite une attention particulière dans le cadre des normes sociales contemporaines. Dans un monde où les émotions sont souvent standardisées et jugées selon des critères de "normalité", il devient crucial de reconnaître et d'accepter la pluralité des expériences émotionnelles. Cette acceptation ne se limite pas à une simple tolérance, mais implique une valorisation active des différences qui enrichissent notre compréhension collective de l'humanité.

La diversité émotionnelle englobe un large éventail d'états affectifs, allant des joies intenses aux peines profondes, en passant par des nuances moins fréquemment exprimées comme l'ambivalence ou la mélancolie. Chaque individu vit ses émotions à travers le prisme de son histoire personnelle, de sa culture et de son environnement social. Par conséquent, promouvoir l'acceptation de cette diversité nécessite une éducation qui sensibilise aux différentes manières dont les gens expriment et gèrent leurs émotions.

Un aspect essentiel de cette acceptation réside dans la création d'espaces sûrs où chacun peut partager librement ses expériences sans crainte d'être jugé ou stigmatisé. Ces espaces peuvent prendre diverses formes : groupes de soutien, ateliers sur la santé mentale ou même plateformes en ligne dédiées au partage d'expériences personnelles. En facilitant ces échanges, nous pouvons non seulement réduire les préjugés associés aux troubles émotionnels, mais aussi favoriser un climat d'empathie et de compréhension mutuelle.

Les témoignages personnels jouent également un rôle clé dans ce processus. En mettant en lumière les récits individuels liés à la diversité émotionnelle, nous avons l'opportunité d'humaniser ceux qui vivent avec des troubles mentaux ou des émotions intenses. Ces histoires peuvent servir à déconstruire les stéréotypes négatifs véhiculés par les médias et à encourager une vision plus nuancée du bien-être mental.

En conclusion, accepter la diversité émotionnelle est non seulement bénéfique pour ceux qui éprouvent des sentiments intenses, mais cela enrichit également notre société dans son ensemble. En cultivant une culture d'acceptation et d'empathie, nous pouvons bâtir un avenir où chaque voix est entendue et chaque expérience validée.

9.3 Vers une société plus inclusive

La quête d'une société plus inclusive est un enjeu majeur de notre époque, touchant à la fois les dimensions sociales, économiques et culturelles. L'inclusivité ne se limite pas à l'acceptation des différences, mais implique également une transformation profonde des structures qui perpétuent l'exclusion. Pour avancer vers cette vision, il est essentiel de repenser nos normes sociales et d'adopter des pratiques qui favorisent la diversité sous toutes ses formes.

Un aspect fondamental de cette démarche réside dans l'éducation. En intégrant des programmes éducatifs qui valorisent la diversité culturelle, ethnique et sociale dès le plus jeune âge, nous pouvons façonner des générations futures plus ouvertes et empathiques. Les écoles doivent devenir des espaces où chaque élève se sent valorisé et respecté, indépendamment de son origine ou de ses capacités. Cela peut passer par des initiatives telles que des échanges interculturels ou des projets collaboratifs qui encouragent les élèves à travailler ensemble tout en célébrant leurs différences.

De plus, il est crucial d'impliquer les communautés marginalisées dans le processus décisionnel. Leur voix doit être entendue non seulement dans les discussions sur les politiques publiques mais aussi dans la conception même de ces politiques. Par exemple, en créant des comités consultatifs composés de membres issus de diverses communautés, nous pouvons garantir que leurs besoins spécifiques sont pris en compte et que les solutions proposées sont réellement adaptées à leur réalité.

Les entreprises jouent également un rôle clé dans la promotion d'une société inclusive. En adoptant des pratiques de recrutement équitables et en mettant en place des programmes de mentorat pour les groupes sous-représentés, elles peuvent contribuer à réduire les inégalités sur le marché du travail. De plus, promouvoir un environnement de travail inclusif favorise non seulement le bien-être des employés mais stimule également l'innovation grâce à une diversité d'idées et de perspectives.

Enfin, il est impératif d'encourager une culture du dialogue ouvert où chacun se sent libre d'exprimer ses préoccupations sans crainte de répercussions. Cela nécessite un engagement collectif pour combattre les stéréotypes et préjugés qui persistent au sein de notre société. En cultivant une atmosphère d'écoute active et d'empathie, nous pouvons bâtir un avenir où chaque individu a sa place et peut contribuer pleinement au tissu social.

10
Témoignages vécus

10.1 Récits personnels d'individus borderlines

Les récits personnels d'individus vivant avec le trouble de la personnalité borderline (TPB) offrent une perspective précieuse sur les défis émotionnels et relationnels auxquels ils font face au quotidien. Ces témoignages permettent de dépasser les stéréotypes souvent associés à ce trouble, en mettant en lumière la complexité des expériences vécues par ces personnes. En partageant leurs histoires, ces individus contribuent à une meilleure compréhension de leur réalité et ouvrent la voie à l'empathie et à la compassion.

Un aspect central des récits de vie des personnes borderlines est l'intensité émotionnelle qu'elles ressentent. Par exemple, un témoignage poignant décrit comment une simple interaction sociale peut déclencher des vagues d'anxiété ou de colère disproportionnées. Cette réactivité émotionnelle peut être déstabilisante non seulement pour l'individu concerné, mais aussi pour son entourage, qui peine parfois à comprendre cette dynamique. Les émotions sont vécues comme des montagnes russes, oscillant entre des moments d'euphorie intense et des périodes de désespoir profond.

De plus, ces récits mettent souvent en avant les luttes liées aux relations interpersonnelles. Une personne ayant partagé son expérience a évoqué sa peur constante de l'abandon, qui influence ses interactions avec ses amis et sa famille. Cette peur peut mener à des comportements impulsifs ou autodestructeurs dans le but de tester les limites de l'engagement des autres. Ainsi, chaque relation devient un champ de bataille émotionnel où la confiance est difficile à établir.

Malgré ces défis, beaucoup trouvent également des sources de résilience et d'espoir dans leur parcours. Certains témoignages soulignent l'importance du soutien thérapeutique et communautaire dans leur cheminement vers une meilleure gestion de leurs émotions. Des stratégies telles que la pleine conscience ou la thérapie dialectique comportementale (TDC) sont fréquemment mentionnées comme étant bénéfiques pour naviguer dans le chaos intérieur.

En somme, les récits personnels d'individus borderlines révèlent non seulement les luttes inhérentes au TPB mais aussi les forces qui émergent malgré tout cela. Ils invitent le lecteur à réfléchir sur la nature humaine et sur notre capacité collective à accueillir nos différences avec compréhension et bienveillance.

10.2 Histoires de rétablissement

Les histoires de rétablissement des personnes vivant avec le trouble de la personnalité borderline (TPB) sont essentielles pour comprendre non seulement les défis auxquels elles font face, mais aussi les stratégies qu'elles mettent en œuvre pour surmonter ces obstacles. Ces récits illustrent un parcours souvent semé d'embûches, mais également riche en enseignements et en espoir.

Un aspect fondamental du rétablissement est la notion de résilience. De nombreux témoignages révèlent comment des individus ont réussi à transformer leurs souffrances en forces motrices pour leur guérison. Par exemple, une personne a partagé son expérience d'avoir utilisé l'écriture comme un moyen d'exprimer ses émotions tumultueuses. Ce processus lui a permis non seulement de mieux comprendre ses propres sentiments, mais aussi de créer un lien avec d'autres qui vivent des expériences similaires. L'écriture devient alors un outil cathartique et thérapeutique.

La thérapie joue également un rôle crucial dans le cheminement vers le rétablissement. Beaucoup évoquent l'impact positif de la thérapie dialectique comportementale (TDC), qui leur a appris à réguler leurs émotions et à développer des compétences interpersonnelles. Une participante a décrit comment les techniques apprises lors des séances l'ont aidée à gérer ses crises émotionnelles sans recourir à des comportements autodestructeurs, ce qui représente une avancée significative dans sa vie quotidienne.

En outre, le soutien communautaire est souvent mentionné comme un pilier essentiel du rétablissement. Les groupes de soutien offrent un espace sûr où les individus peuvent partager leurs luttes sans jugement et recevoir des encouragements mutuels. Un témoignage poignant souligne comment cette solidarité a permis à une personne de se sentir moins isolée dans sa douleur, renforçant ainsi son engagement envers son propre processus de guérison.

Enfin, il est important de noter que chaque histoire de rétablissement est unique et personnelle. Les chemins empruntés varient considérablement d'une personne à l'autre, mais tous partagent une quête commune : celle d'une vie plus équilibrée et épanouissante malgré les défis du TPB. Ces récits inspirants encouragent non seulement ceux qui vivent avec ce trouble, mais aussi leur entourage à cultiver la compréhension et l'empathie.

10.3 Perspectives familiales

Les perspectives familiales jouent un rôle crucial dans le rétablissement des personnes vivant avec le trouble de la personnalité borderline (TPB). La dynamique familiale peut influencer non seulement la perception du trouble, mais aussi les stratégies de soutien et d'intervention mises en place. Comprendre comment les familles vivent et gèrent cette réalité est essentiel pour favoriser un environnement propice à la guérison.

Un aspect fondamental est l'impact émotionnel que le TPB a sur les membres de la famille. Les proches peuvent ressentir une gamme d'émotions allant de l'inquiétude à la frustration, en passant par la culpabilité. Par exemple, un parent peut se sentir démuni face aux comportements imprévisibles de son enfant atteint de TPB, ce qui peut entraîner des tensions au sein du foyer. Il est donc vital que les familles soient informées et éduquées sur le trouble afin de mieux comprendre ses manifestations et d'apprendre à y répondre de manière constructive.

Le soutien familial est également déterminant dans le processus de rétablissement. Des témoignages révèlent que lorsque les membres de la famille s'engagent activement dans des thérapies familiales ou des groupes de soutien, cela renforce non seulement leur compréhension mutuelle, mais aussi leur capacité à faire face ensemble aux défis posés par le TPB. Une participante a partagé comment sa famille a appris à communiquer plus efficacement grâce à ces interventions, réduisant ainsi les conflits et favorisant un climat d'empathie.

Il est également important d'aborder la question des limites saines au sein des relations familiales. Les familles doivent apprendre à établir des frontières claires pour protéger leur bien-être tout en soutenant leur proche. Cela inclut parfois l'adoption d'une approche équilibrée entre aide et autonomie, permettant ainsi à l'individu atteint de TPB d'assumer progressivement plus de responsabilités dans sa vie.

Enfin, il convient de souligner que chaque famille est unique et que leurs expériences varient considérablement. En partageant leurs histoires et en apprenant les uns des autres, les familles peuvent développer une résilience collective qui non seulement aide l'individu atteint du TPB mais renforce également les liens familiaux dans leur ensemble.

11
L'impact du trouble sur la vie quotidienne

11.1 Relations amoureuses et amicales

Les relations amoureuses et amicales des personnes vivant avec le trouble de la personnalité borderline (TPB) sont souvent marquées par une intensité émotionnelle qui peut à la fois enrichir et compliquer ces interactions. Comprendre cette dynamique est essentiel pour appréhender l'impact du TPB sur la vie quotidienne, car les liens affectifs jouent un rôle crucial dans le bien-être psychologique.

Les individus atteints de TPB peuvent éprouver des sentiments d'amour et d'amitié de manière très intense, ce qui peut mener à des relations passionnées mais également tumultueuses. Cette intensité peut se traduire par une idéalisation excessive de l'autre, suivie rapidement d'une dévalorisation lorsque des conflits ou des désaccords surviennent. Ce cycle peut créer un climat d'instabilité dans les relations, où les partenaires ou amis se sentent souvent sur un terrain glissant, ne sachant pas quand une crise pourrait éclater.

Un autre aspect important est la peur de l'abandon, qui est omniprésente chez ceux qui souffrent de TPB. Cette peur peut conduire à des comportements impulsifs ou à des tentatives désespérées pour maintenir le lien, même si cela implique de manipuler les émotions des autres. Par exemple, une personne atteinte de TPB pourrait s'engager dans des comportements autodestructeurs pour attirer l'attention ou provoquer une réaction chez son partenaire, ce qui complique encore davantage la relation.

Il est également crucial de noter que ces relations peuvent offrir un espace pour la résilience et la croissance personnelle. Les personnes vivant avec le TPB peuvent développer une compréhension plus profonde d'elles-mêmes et apprendre à gérer leurs émotions grâce au soutien d'amis compréhensifs ou de partenaires aimants. Des approches thérapeutiques comme la thérapie dialectique comportementale (TDC) peuvent aider à améliorer ces compétences relationnelles en enseignant aux individus comment réguler leurs émotions et communiquer efficacement.

En somme, bien que les relations amoureuses et amicales puissent être particulièrement difficiles pour ceux qui vivent avec le trouble borderline, elles offrent aussi des opportunités uniques pour construire des connexions significatives et travailler vers une meilleure santé émotionnelle. La clé réside dans la communication ouverte et le soutien mutuel afin de naviguer ensemble dans les défis que présente cette condition.

11.2 Vie professionnelle et études

La vie professionnelle et les études des personnes vivant avec un trouble de la personnalité borderline (TPB) sont souvent marquées par des défis uniques qui peuvent affecter leur performance, leur motivation et leurs relations au travail ou à l'école. Comprendre ces impacts est essentiel pour développer des stratégies d'adaptation efficaces et favoriser un environnement propice à la réussite.

Les individus atteints de TPB peuvent éprouver des difficultés à maintenir une stabilité émotionnelle, ce qui peut se traduire par des fluctuations dans leur engagement professionnel ou académique. Par exemple, une personne peut être extrêmement motivée un jour, mais se sentir submergée par l'anxiété ou la dépression le lendemain, rendant difficile le respect des délais ou la participation active en classe. Cette instabilité peut également entraîner des absences fréquentes, ce qui complique davantage leur situation professionnelle ou scolaire.

Un autre aspect important est la gestion des relations interpersonnelles sur le lieu de travail ou dans le cadre scolaire. Les personnes souffrant de TPB peuvent avoir du mal à établir des limites saines avec leurs collègues ou camarades de classe, ce qui peut mener à des conflits fréquents. La peur de l'abandon peut également influencer leurs interactions, les poussant parfois à adopter des comportements impulsifs pour éviter d'être rejetées. Cela crée un environnement tendu où la collaboration devient difficile.

Pour atténuer ces défis, il est crucial que les employeurs et les établissements d'enseignement mettent en place des politiques inclusives et compréhensives. Des aménagements tels que la flexibilité horaire, l'accès à un soutien psychologique et la formation sur les troubles mentaux peuvent aider ces individus à mieux gérer leurs responsabilités tout en préservant leur bien-être mental. De plus, encourager une culture de communication ouverte permet aux personnes atteintes de TPB d'exprimer leurs besoins sans crainte de stigmatisation.

En somme, bien que les défis liés au TPB puissent rendre la vie professionnelle et académique complexe, il existe aussi des opportunités pour apprendre et grandir dans ces environnements. Avec le bon soutien et une compréhension adéquate de leurs besoins spécifiques, les individus vivant avec ce trouble peuvent non seulement réussir mais aussi contribuer positivement à leur milieu professionnel ou éducatif.

11.3 Gestion des responsabilités quotidiennes

La gestion des responsabilités quotidiennes représente un défi majeur pour les personnes vivant avec un trouble de la personnalité borderline (TPB). Ce trouble, caractérisé par une instabilité émotionnelle et des difficultés relationnelles, peut rendre la prise en charge des tâches quotidiennes particulièrement complexe. Comprendre ces défis est essentiel pour développer des stratégies d'adaptation qui favorisent une vie quotidienne plus équilibrée.

Les fluctuations émotionnelles inhérentes au TPB peuvent entraîner une incapacité à planifier et à exécuter des tâches simples. Par exemple, une personne peut se sentir motivée le matin pour accomplir ses obligations, mais cette motivation peut rapidement s'effondrer face à une vague d'anxiété ou de tristesse l'après-midi. Cette instabilité rend difficile le respect d'un emploi du temps régulier, ce qui peut engendrer un sentiment de culpabilité ou d'échec lorsque les responsabilités ne sont pas honorées.

De plus, la gestion du temps devient souvent problématique. Les individus atteints de TPB peuvent avoir du mal à évaluer combien de temps ils ont besoin pour accomplir certaines tâches, ce qui peut conduire à la procrastination ou à des retards fréquents. Pour contrer cela, il est bénéfique d'utiliser des outils visuels tels que des calendriers ou des applications de gestion du temps qui permettent de visualiser les échéances et d'organiser les priorités.

Un autre aspect crucial est l'impact des relations interpersonnelles sur la gestion quotidienne. Les conflits avec les proches ou les collègues peuvent exacerber le stress et rendre encore plus difficile l'accomplissement des tâches journalières. Il est donc important d'établir un réseau de soutien solide où les individus peuvent partager leurs préoccupations sans crainte de jugement. La communication ouverte permet également d'ajuster les attentes mutuelles concernant les responsabilités partagées.

Enfin, intégrer des pratiques de pleine conscience et de relaxation dans la routine quotidienne peut aider à atténuer l'anxiété liée aux responsabilités. Des techniques telles que la méditation ou le yoga offrent non seulement un espace pour gérer le stress mais aussi pour renforcer la concentration et l'engagement envers ses obligations quotidiennes.

12
Éducation et sensibilisation

12.1 Importance de l'éducation sur le trouble borderline

L'éducation sur le trouble de la personnalité borderline (TPB) est cruciale non seulement pour les personnes qui en souffrent, mais aussi pour leur entourage, y compris les amis, la famille et les professionnels de la santé. Comprendre ce trouble permet de réduire la stigmatisation et d'améliorer les relations interpersonnelles. En effet, une meilleure connaissance des symptômes et des comportements associés au TPB peut favoriser l'empathie et la patience dans les interactions quotidiennes.

Un aspect fondamental de cette éducation réside dans la sensibilisation aux défis émotionnels que rencontrent les individus atteints du TPB. Ces personnes vivent souvent des émotions intenses et fluctuantes, ce qui peut entraîner des comportements impulsifs ou autodestructeurs. En éduquant le public sur ces réalités, on peut encourager un soutien plus constructif et éviter des réactions négatives basées sur l'incompréhension.

- La formation des professionnels de santé est essentielle pour garantir un diagnostic précis et un traitement approprié.
- Les programmes éducatifs peuvent inclure des ateliers interactifs où les participants apprennent à reconnaître les signes du TPB.
- Des ressources en ligne peuvent également être mises à disposition pour aider à dissiper les mythes entourant ce trouble.

De plus, l'éducation joue un rôle clé dans le développement de stratégies d'adaptation efficaces. Les individus atteints du TPB peuvent bénéficier d'outils pratiques pour gérer leurs émotions et améliorer leur qualité de vie. Par exemple, des techniques telles que la pleine conscience ou la thérapie comportementale dialectique (TCD) sont souvent enseignées dans le cadre d'une éducation ciblée sur le TPB.

Enfin, il est important d'encourager une approche communautaire envers l'éducation sur le TPB. Des initiatives locales peuvent rassembler des personnes concernées par ce trouble afin qu'elles partagent leurs expériences et soutiennent mutuellement leur cheminement vers la guérison. En favorisant un dialogue ouvert autour du TPB, nous pouvons contribuer à créer une société plus inclusive et compréhensive.

12.2 Programmes de sensibilisation en milieu scolaire

Les programmes de sensibilisation en milieu scolaire jouent un rôle essentiel dans la promotion d'une compréhension approfondie des troubles psychologiques, notamment le trouble de la personnalité borderline (TPB). En intégrant ces programmes dans le cursus éducatif, les écoles peuvent non seulement éduquer les élèves sur les réalités du TPB, mais aussi favoriser un environnement inclusif et empathique. Cela est particulièrement pertinent à une époque où la santé mentale est devenue une préoccupation majeure pour les jeunes.

Un aspect fondamental de ces programmes est leur capacité à démystifier le TPB et à réduire la stigmatisation qui l'entoure. Par exemple, des ateliers interactifs peuvent être organisés pour permettre aux élèves d'explorer les symptômes et les comportements associés au TPB à travers des jeux de rôle ou des discussions guidées. Ces activités favorisent une meilleure compréhension des défis émotionnels auxquels sont confrontées les personnes atteintes de ce trouble, tout en cultivant l'empathie parmi leurs pairs.

En outre, il est crucial que ces programmes incluent des témoignages d'individus ayant vécu avec le TPB. Ces récits personnels peuvent avoir un impact puissant sur les élèves, leur permettant de voir au-delà des stéréotypes et d'appréhender la complexité humaine derrière le diagnostic. De plus, l'invitation de professionnels de la santé mentale pour animer des sessions peut enrichir l'expérience éducative en fournissant des informations précises et actuelles sur le traitement et la gestion du TPB.

Les ressources numériques jouent également un rôle clé dans ces initiatives. Des plateformes en ligne peuvent offrir aux élèves accès à du contenu éducatif interactif, comme des vidéos explicatives ou des forums de discussion où ils peuvent poser des questions anonymement. Cela permet non seulement d'élargir leur compréhension mais aussi d'encourager un dialogue ouvert sur la santé mentale.

Enfin, il est impératif que ces programmes soient soutenus par une collaboration entre parents, enseignants et professionnels de santé afin d'assurer une approche cohérente et efficace. En créant un réseau solide autour de l'éducation sur le TPB, nous pouvons contribuer à former une génération plus consciente et sensible aux enjeux liés à la santé mentale.

12.3 Ressources pour les éducateurs

Les ressources pour les éducateurs sont essentielles afin de leur fournir les outils nécessaires pour aborder efficacement la sensibilisation aux troubles psychologiques, notamment le trouble de la personnalité borderline (TPB). En intégrant ces ressources dans leur pratique quotidienne, les enseignants peuvent non seulement enrichir leur propre compréhension des enjeux liés à la santé mentale, mais aussi créer un environnement d'apprentissage plus inclusif et empathique.

Une première catégorie de ressources comprend des **guides pédagogiques** qui offrent des stratégies concrètes pour enseigner sur le TPB. Ces guides peuvent inclure des plans de cours détaillés, des activités interactives et des suggestions d'évaluation qui permettent aux enseignants d'aborder le sujet de manière adaptée à l'âge et au niveau scolaire des élèves. Par exemple, un guide pourrait proposer une activité où les élèves doivent travailler en groupes pour créer une présentation sur les symptômes du TPB, favorisant ainsi la collaboration et l'empathie.

Ensuite, il est crucial que les éducateurs aient accès à des **ressources numériques**, telles que des sites web spécialisés ou des applications mobiles dédiées à la santé mentale. Ces plateformes peuvent offrir du contenu multimédia engageant, comme des vidéos explicatives ou des podcasts animés par des professionnels de la santé mentale. De plus, elles peuvent servir de forums où les élèves peuvent poser anonymement leurs questions sur le TPB, ce qui encourage un dialogue ouvert et réduit la stigmatisation associée à ces troubles.

Les **témoignages vidéo** d'individus ayant vécu avec le TPB constituent également une ressource précieuse. Ces récits personnels permettent aux élèves de comprendre la réalité vécue par ceux qui souffrent de ce trouble, humanisant ainsi le diagnostic et brisant les stéréotypes souvent véhiculés dans la société. Les éducateurs peuvent intégrer ces témoignages dans leurs cours pour susciter discussions et réflexions critiques parmi les élèves.

Enfin, il est essentiel que ces ressources soient accompagnées d'une formation continue pour les enseignants. Des ateliers ou séminaires animés par des experts en santé mentale peuvent aider à renforcer leurs compétences en matière d'éducation sur le TPB. En investissant dans leur développement professionnel, nous pouvons garantir que les éducateurs sont bien équipés pour soutenir leurs élèves face aux défis liés à la santé mentale.

13
Recherche actuelle sur le BPD

13.1 Avancées scientifiques récentes

Les avancées scientifiques récentes concernant le trouble de la personnalité borderline (BPD) ont permis d'approfondir notre compréhension de cette condition complexe. Ces recherches mettent en lumière non seulement les mécanismes neurobiologiques sous-jacents, mais aussi les approches thérapeutiques innovantes qui émergent pour mieux accompagner les personnes vivant avec ce trouble.

Une des découvertes majeures réside dans l'identification des anomalies structurelles et fonctionnelles du cerveau chez les individus atteints de BPD. Des études par imagerie cérébrale ont révélé des différences significatives dans le volume de certaines régions cérébrales, notamment l'amygdale et le cortex préfrontal. Ces zones sont cruciales pour la régulation émotionnelle et la prise de décision, ce qui pourrait expliquer les difficultés émotionnelles intenses souvent observées chez ces patients.

En parallèle, la recherche sur les facteurs génétiques a également progressé. Des études familiales et des analyses génomiques suggèrent qu'il existe une composante héréditaire au BPD, impliquant plusieurs gènes associés à la régulation de l'humeur et du comportement impulsif. Cette connaissance ouvre la voie à des interventions précoces et personnalisées, permettant d'identifier ceux qui pourraient être à risque avant que les symptômes ne deviennent manifestes.

Sur le plan thérapeutique, plusieurs approches novatrices ont vu le jour. La thérapie dialectique comportementale (TDC), développée spécifiquement pour traiter le BPD, continue d'évoluer avec l'intégration de techniques basées sur la pleine conscience et la compassion. De plus, des traitements pharmacologiques ciblant les symptômes spécifiques du BPD sont en cours d'évaluation clinique, offrant un espoir supplémentaire aux patients.

Enfin, il est essentiel de souligner l'importance croissante des perspectives psychosociales dans le traitement du BPD. Les recherches actuelles mettent en avant l'impact positif des groupes de soutien et des interventions communautaires sur le bien-être général des personnes atteintes. En favorisant un environnement inclusif et compréhensif, ces initiatives contribuent à réduire la stigmatisation associée au trouble et encouragent une meilleure qualité de vie.

13.2 Études longitudinales sur le BPD

Les études longitudinales sur le trouble de la personnalité borderline (BPD) jouent un rôle crucial dans la compréhension des trajectoires de développement et des dynamiques évolutives de ce trouble complexe. Contrairement aux études transversales, qui offrent une vue instantanée, les recherches longitudinales permettent d'observer les changements au fil du temps, fournissant ainsi des informations précieuses sur l'évolution des symptômes et l'impact des interventions thérapeutiques.

Une étude longitudinale notable a suivi un groupe de patients atteints de BPD pendant plusieurs années, révélant que bien que les symptômes puissent fluctuer, il existe souvent une tendance vers une amélioration significative avec le temps. Les résultats ont montré que près de 70 % des participants avaient connu une réduction substantielle de leurs symptômes après dix ans, soulignant l'importance d'un traitement continu et adapté. Ces résultats encouragent à envisager le BPD non pas comme un état statique mais comme un trouble dont la gravité peut diminuer avec le soutien approprié.

De plus, ces études mettent en lumière les facteurs prédictifs d'une évolution favorable. Par exemple, l'engagement dans des thérapies telles que la thérapie dialectique comportementale (TDC) a été associé à une amélioration durable des compétences en régulation émotionnelle et en relations interpersonnelles. Les chercheurs ont également identifié que les réseaux sociaux solides et le soutien familial jouent un rôle protecteur essentiel dans la gestion du BPD au fil du temps.

Un autre aspect important révélé par ces recherches est la variabilité individuelle dans la réponse au traitement. Certaines personnes peuvent présenter une rémission complète tandis que d'autres continuent à lutter contre des symptômes persistants. Cela souligne la nécessité d'approches personnalisées dans le traitement du BPD, tenant compte non seulement des caractéristiques cliniques mais aussi des contextes socio-environnementaux uniques à chaque individu.

En conclusion, les études longitudinales enrichissent notre compréhension du BPD en offrant une perspective dynamique sur son évolution et ses traitements. Elles soulignent l'importance d'un suivi à long terme pour optimiser les résultats cliniques et améliorer la qualité de vie des personnes touchées par ce trouble.

13.3 Perspectives futures en recherche

Les perspectives futures en recherche sur le trouble de la personnalité borderline (BPD) sont prometteuses et essentielles pour améliorer notre compréhension et notre traitement de ce trouble complexe. Alors que les études longitudinales ont déjà fourni des informations précieuses, il est crucial d'explorer de nouvelles avenues qui pourraient enrichir cette connaissance.

Une direction importante pour la recherche future réside dans l'intégration des avancées technologiques, notamment l'utilisation de l'intelligence artificielle et des applications mobiles. Ces outils peuvent faciliter le suivi des symptômes en temps réel et permettre une personnalisation accrue des traitements. Par exemple, des applications pourraient être développées pour aider les patients à gérer leurs émotions au quotidien, tout en fournissant aux cliniciens des données précises sur l'évolution de leur état.

De plus, il serait bénéfique d'approfondir les recherches sur les comorbidités associées au BPD, telles que la dépression ou les troubles anxieux. Comprendre comment ces conditions interagissent avec le BPD pourrait mener à des approches thérapeutiques plus intégrées et efficaces. Les études devraient également se concentrer sur les différences culturelles dans l'expression du BPD, afin d'adapter les interventions aux divers contextes socioculturels.

Un autre axe prometteur est celui de la neurobiologie du BPD. Des recherches approfondies sur les mécanismes cérébraux sous-jacents pourraient offrir un éclairage nouveau sur la manière dont ce trouble affecte le fonctionnement émotionnel et cognitif. Cela pourrait également ouvrir la voie à des traitements pharmacologiques ciblés qui s'attaquent spécifiquement aux dysfonctionnements neurologiques associés au BPD.

Enfin, il est essentiel d'encourager une collaboration interdisciplinaire entre chercheurs, cliniciens et patients. Impliquer directement ceux qui vivent avec le BPD dans le processus de recherche peut garantir que les questions posées sont pertinentes et que les résultats sont applicables dans la pratique clinique quotidienne. Cette approche participative pourrait transformer non seulement la recherche mais aussi le paysage thérapeutique autour du BPD.

14
Culture, art, et expression

14.1 L'art comme moyen d'expression

L'art, sous toutes ses formes, constitue un puissant vecteur d'expression personnelle et collective. Il permet aux individus de communiquer des émotions, des idées et des expériences qui peuvent être difficiles à verbaliser. Dans le contexte du trouble de la personnalité borderline, par exemple, l'art devient un outil essentiel pour naviguer à travers les tumultes émotionnels et les défis identitaires. En offrant une plateforme pour l'exploration intérieure, l'art aide à transcender les stéréotypes associés à cette condition.

Les artistes utilisant leur médium pour exprimer leurs luttes personnelles témoignent souvent d'une intensité émotionnelle qui résonne profondément avec le public. Par exemple, des peintres comme Vincent van Gogh ont utilisé la couleur et la forme pour traduire leur souffrance psychologique en œuvres visuellement frappantes. De même, la musique peut servir de catharsis; des artistes tels que Kurt Cobain ou Amy Winehouse ont mis en lumière leurs luttes internes à travers des paroles poignantes qui touchent une large audience.

En outre, l'art offre également un espace de dialogue sur les normes sociales et les préjugés. Les œuvres d'art contemporain abordant le thème du trouble de la personnalité borderline invitent le spectateur à remettre en question ses perceptions et à développer une compréhension plus nuancée de ces réalités complexes. Des installations artistiques interactives peuvent encourager une réflexion critique sur la santé mentale et favoriser l'empathie envers ceux qui vivent avec ces défis.

La résilience est également un thème central dans l'utilisation de l'art comme moyen d'expression. À travers le processus créatif, les individus trouvent souvent un sens renouvelé et une force intérieure. Des ateliers d'art-thérapie sont devenus populaires dans divers contextes cliniques, permettant aux participants d'explorer leurs émotions tout en développant des compétences artistiques. Ces espaces sécurisés favorisent non seulement la guérison personnelle mais aussi la création d'une communauté solidaire autour de l'expression artistique.

En somme, l'art ne se limite pas simplement à être une forme esthétique; il est un langage universel capable de relier les expériences humaines dans toute leur complexité. En tant que moyen d'expression authentique, il ouvre des voies vers la compréhension mutuelle et encourage chacun à embrasser sa propre histoire tout en respectant celle des autres.

14.2 Influence culturelle sur la perception du BPD

L'influence culturelle joue un rôle crucial dans la manière dont le trouble de la personnalité borderline (BPD) est perçu et compris à travers le monde. Les normes, valeurs et croyances d'une société façonnent non seulement les attitudes envers la santé mentale, mais aussi les comportements des individus qui en souffrent. Dans certaines cultures, le BPD peut être stigmatisé, considéré comme un signe de faiblesse ou d'instabilité personnelle, tandis que dans d'autres, il peut être vu comme une manifestation d'une sensibilité émotionnelle accrue.

Dans les sociétés occidentales, par exemple, où l'individualisme est valorisé, les personnes atteintes de BPD peuvent se sentir isolées et incomprises. La représentation médiatique souvent négative des troubles mentaux contribue à cette perception biaisée. Des films et des séries télévisées dépeignent fréquemment des personnages avec BPD comme étant imprévisibles ou dangereux, renforçant ainsi des stéréotypes nuisibles qui éloignent davantage ces individus de l'empathie sociale.

À l'inverse, dans certaines cultures collectivistes où l'harmonie sociale est primordiale, les manifestations du BPD peuvent être interprétées différemment. Par exemple, une personne exprimant des émotions intenses pourrait être perçue comme ayant une connexion profonde avec son entourage plutôt que comme quelqu'un souffrant d'un trouble mental. Cette approche peut favoriser un soutien communautaire plus fort pour ceux qui vivent avec le BPD.

Les arts jouent également un rôle significatif dans cette dynamique culturelle. Des artistes issus de diverses origines culturelles utilisent leur travail pour explorer et exprimer leurs luttes avec le BPD. Ces œuvres peuvent servir de pont entre différentes perceptions culturelles et encourager une discussion ouverte sur la santé mentale. En exposant leurs expériences à travers la peinture, la musique ou la littérature, ces artistes contribuent à humaniser le BPD et à réduire sa stigmatisation.

En somme, comprendre l'influence culturelle sur la perception du BPD est essentiel pour développer des approches thérapeutiques adaptées et inclusives. Cela permet non seulement de mieux soutenir ceux qui en souffrent mais aussi d'éduquer le public afin de promouvoir une vision plus nuancée et empathique des troubles mentaux.

14.3 Exemples d'œuvres inspirées par le BPD

Les œuvres d'art inspirées par le trouble de la personnalité borderline (BPD) offrent un aperçu unique des luttes émotionnelles et psychologiques vécues par ceux qui en souffrent. Ces créations, qu'elles soient littéraires, visuelles ou musicales, permettent non seulement d'exprimer des expériences personnelles mais aussi de sensibiliser le public à cette condition souvent mal comprise.

Dans la littérature, plusieurs auteurs ont exploré les thèmes du BPD à travers leurs personnages. Par exemple, le roman **"Prozac Nation"** d'Elizabeth Wurtzel dépeint avec une grande intensité les hauts et les bas émotionnels liés à la dépression et aux troubles de l'humeur, souvent associés au BPD. Ce récit autobiographique permet aux lecteurs de ressentir la profondeur des luttes internes et des relations tumultueuses que vivent ceux atteints de ce trouble.

En peinture, l'artiste américaine **Sophie Calle** a créé des œuvres qui interrogent l'identité et la vulnérabilité humaine. Son projet **"The Address Book"**, bien qu'il ne traite pas directement du BPD, évoque des thèmes de perte et d'attachement qui résonnent profondément avec les expériences des personnes vivant avec ce trouble. Les émotions intenses qu'elle capture dans ses œuvres peuvent être perçues comme une réflexion sur la fragilité des relations humaines.

La musique est également un puissant vecteur d'expression pour aborder le BPD. Des artistes comme **Björk** et **Kurt Cobain** ont intégré leurs luttes personnelles dans leur musique, créant ainsi un lien émotionnel fort avec leurs auditeurs. Les paroles introspectives et souvent sombres de ces artistes permettent une exploration cathartique des sentiments complexes associés au BPD.

Enfin, le cinéma a également joué un rôle crucial dans la représentation du BPD. Des films tels que **"Girl, Interrupted"**, basé sur les mémoires de Susanna Kaysen, offrent une vision poignante du vécu en milieu psychiatrique tout en mettant en lumière les défis quotidiens rencontrés par ceux atteints de ce trouble. Ces représentations contribuent à humaniser le BPD et à encourager une discussion plus ouverte sur la santé mentale.

Ainsi, ces œuvres artistiques ne se contentent pas seulement d'illustrer les défis liés au BPD ; elles ouvrent également un dialogue essentiel sur la compréhension et l'empathie envers ceux qui vivent avec cette condition complexe.

15
Le chemin vers l'acceptation personnelle

15.1 Accepter sa condition

Accepter sa condition est une étape cruciale dans le parcours de ceux qui vivent avec le trouble de la personnalité borderline. Cette acceptation ne signifie pas se résigner à une vie de souffrance, mais plutôt reconnaître et comprendre les défis uniques que l'on rencontre. En intégrant cette réalité, on peut commencer à bâtir un chemin vers la résilience et la guérison.

L'acceptation commence souvent par un processus d'introspection. Il est essentiel d'explorer ses émotions sans jugement, en se permettant de ressentir pleinement la douleur, la colère ou la tristesse qui peuvent surgir. Par exemple, tenir un journal peut être un outil puissant pour exprimer ces sentiments et clarifier ses pensées. Ce processus aide non seulement à identifier les déclencheurs émotionnels, mais aussi à développer une meilleure compréhension de soi-même.

Un autre aspect fondamental de l'acceptation est le soutien social. Établir des connexions authentiques avec des amis, des membres de la famille ou des groupes de soutien peut offrir un espace sûr pour partager ses expériences. Ces interactions permettent non seulement d'atténuer le sentiment d'isolement souvent ressenti par ceux qui vivent avec ce trouble, mais elles favorisent également une validation émotionnelle essentielle au processus d'acceptation.

Il est également important de déconstruire les stéréotypes associés au trouble borderline. La société a tendance à réduire ces individus à leurs comportements les plus extrêmes, négligeant ainsi leur humanité et leur complexité. En éduquant son entourage sur ce qu'implique réellement vivre avec ce trouble, on contribue à créer un environnement plus compréhensif et empathique.

Enfin, accepter sa condition implique aussi d'adopter des stratégies d'autosoins adaptées. Cela peut inclure des pratiques telles que la méditation, l'exercice physique régulier ou encore l'art-thérapie. Ces activités permettent non seulement de gérer le stress quotidien mais aussi d'améliorer son bien-être général en cultivant une attitude positive envers soi-même.

En somme, accepter sa condition n'est pas un acte passif ; c'est un engagement actif envers soi-même qui ouvre la voie vers une vie plus équilibrée et épanouissante malgré les défis du trouble borderline.

15.2 Construire une identité positive

Construire une identité positive est un processus essentiel pour ceux qui vivent avec le trouble de la personnalité borderline. Cela implique non seulement d'accepter sa condition, mais aussi de se réapproprier son histoire personnelle et de développer une image de soi qui soit à la fois réaliste et valorisante. Une identité positive permet d'améliorer l'estime de soi et favorise des interactions sociales plus saines.

Pour commencer, il est crucial d'identifier les forces personnelles. Chaque individu possède des qualités uniques qui méritent d'être reconnues et célébrées. Prendre le temps de dresser une liste de ses compétences, talents ou réussites peut servir de fondation solide pour bâtir cette nouvelle identité. Par exemple, quelqu'un qui a surmonté des défis personnels peut se voir comme un survivant plutôt que comme une victime, ce qui change radicalement la perception qu'il a de lui-même.

Un autre aspect important est l'engagement dans des activités valorisantes. Participer à des projets créatifs, bénévoles ou sportifs peut renforcer le sentiment d'appartenance et donner un sens à sa vie. Ces expériences permettent non seulement d'acquérir de nouvelles compétences, mais elles offrent également l'opportunité de rencontrer des personnes partageant les mêmes intérêts, contribuant ainsi à élargir son réseau social et à renforcer son identité.

La pratique régulière de la gratitude joue également un rôle clé dans la construction d'une identité positive. En prenant conscience des petites choses positives du quotidien, on développe une perspective plus optimiste sur soi-même et sur sa vie en général. Tenir un journal de gratitude où l'on note chaque jour trois choses pour lesquelles on est reconnaissant peut transformer notre manière d'interagir avec le monde.

Enfin, il est essentiel d'apprendre à se parler avec bienveillance. Remplacer les pensées négatives par des affirmations positives aide à remodeler notre dialogue intérieur. Par exemple, au lieu de dire « Je ne suis pas assez bon », on pourrait reformuler cela en « Je fais de mon mieux chaque jour ». Ce changement subtil mais puissant contribue grandement à forger une image positive et résiliente.

En somme, construire une identité positive nécessite du temps et des efforts conscients, mais c'est un voyage enrichissant qui mène vers une meilleure acceptation personnelle et un épanouissement durable.

15.3 Stratégies pour vivre pleinement

Vivre pleinement est un objectif que beaucoup aspirent à atteindre, mais cela nécessite une approche consciente et des stratégies adaptées. Dans le contexte de l'acceptation personnelle, ces stratégies permettent non seulement d'améliorer la qualité de vie, mais aussi de renforcer la résilience face aux défis quotidiens.

Une première stratégie efficace consiste à cultiver la pleine conscience. Cette pratique encourage les individus à se concentrer sur le moment présent, réduisant ainsi l'anxiété liée au passé ou aux préoccupations futures. Des exercices tels que la méditation ou des promenades en pleine nature peuvent aider à développer cette compétence. Par exemple, prendre quelques minutes chaque jour pour respirer profondément et observer son environnement peut transformer notre perception du quotidien.

Ensuite, il est essentiel d'établir des objectifs réalistes et significatifs. Ces objectifs doivent être alignés avec nos valeurs personnelles et nos passions. En se fixant des étapes concrètes vers ces objectifs, on crée un sentiment d'accomplissement qui renforce l'estime de soi. Par exemple, quelqu'un passionné par l'écriture pourrait s'engager à rédiger un article par semaine, ce qui lui permettrait non seulement de progresser dans sa passion mais aussi de partager ses idées avec les autres.

Une autre stratégie clé est l'engagement social. Entretenir des relations positives avec les autres contribue grandement au bien-être émotionnel. Participer à des groupes communautaires ou à des activités sociales favorise non seulement le soutien mutuel mais également le partage d'expériences enrichissantes. Cela peut inclure rejoindre un club de lecture ou participer à des événements locaux où l'on peut rencontrer des personnes partageant les mêmes intérêts.

Enfin, il est crucial d'adopter une attitude positive envers soi-même et ses expériences. Cela implique de célébrer ses réussites, même les plus petites, et d'apprendre de ses échecs sans jugement sévère. Tenir un journal où l'on note ses succès quotidiens peut servir de rappel constant que chaque pas compte dans le chemin vers une vie épanouissante.

En somme, vivre pleinement demande une intentionnalité dans nos actions quotidiennes et une ouverture au changement personnel. En intégrant ces stratégies dans notre vie quotidienne, nous pouvons créer un espace propice à l'épanouissement personnel et à une acceptation authentique de soi.

16
Prévenir les crises

16.1 Identifier les déclencheurs

Identifier les déclencheurs des crises émotionnelles est une étape cruciale pour toute personne vivant avec le trouble de la personnalité borderline. Cette identification permet non seulement de mieux comprendre ses propres réactions, mais aussi d'anticiper et de gérer les situations à risque. Les déclencheurs peuvent être variés et souvent imprévisibles, allant des interactions sociales aux événements stressants ou même à des souvenirs passés.

Les déclencheurs émotionnels se divisent généralement en deux catégories : internes et externes. Les déclencheurs internes incluent des sentiments tels que la tristesse, l'anxiété ou la colère qui peuvent surgir sans raison apparente. Par exemple, une personne peut ressentir une montée d'angoisse en se remémorant un événement traumatique, même si elle ne s'y attendait pas. D'autre part, les déclencheurs externes sont souvent liés à des situations spécifiques ou à des comportements d'autrui. Une critique perçue ou un rejet peut provoquer une réaction intense chez quelqu'un ayant ce trouble.

Pour identifier ces déclencheurs, il est essentiel de tenir un journal émotionnel où l'on note les événements marquants ainsi que les émotions ressenties par la suite. Cela permet de créer un lien entre certaines situations et les réactions émotionnelles qui en découlent. En analysant ces données sur une période prolongée, il devient possible de repérer des schémas récurrents qui aident à anticiper les crises avant qu'elles ne surviennent.

Il est également bénéfique d'impliquer un thérapeute dans ce processus d'identification. Un professionnel peut offrir un regard extérieur précieux et aider à déchiffrer des comportements ou émotions qui pourraient passer inaperçus dans l'introspection personnelle. De plus, le soutien social joue un rôle clé ; partager ses expériences avec des amis proches ou des groupes de soutien peut fournir une perspective différente sur ce qui constitue réellement un déclencheur.

En somme, identifier les déclencheurs est non seulement vital pour prévenir les crises mais aussi pour favoriser une meilleure compréhension de soi-même et améliorer la qualité de vie au quotidien.

16.2 Techniques d'intervention rapide

Les techniques d'intervention rapide sont essentielles pour gérer efficacement les crises émotionnelles, en particulier chez les personnes vivant avec le trouble de la personnalité borderline. Ces méthodes visent à désamorcer une situation avant qu'elle ne dégénère, permettant ainsi de retrouver un état d'équilibre émotionnel. L'importance de ces techniques réside dans leur capacité à offrir des outils pratiques et immédiats pour faire face à des moments de détresse intense.

Une des techniques les plus couramment utilisées est la **respiration contrôlée**. Cette méthode consiste à se concentrer sur sa respiration afin de réduire l'anxiété et le stress. En prenant des respirations profondes et lentes, on peut diminuer le rythme cardiaque et induire un état de calme. Par exemple, une personne peut pratiquer la technique du « 4-7-8 », qui implique d'inhaler pendant 4 secondes, de retenir sa respiration pendant 7 secondes, puis d'expirer lentement pendant 8 secondes.

Une autre approche efficace est la **visualisation positive**. Cela implique d'imaginer un lieu sûr ou apaisant où l'on se sent en sécurité et serein. En se concentrant sur cette image mentale, il devient possible de détourner son attention des pensées négatives ou intrusives qui alimentent la crise. Des études montrent que cette technique peut aider à réduire l'intensité des émotions négatives en offrant une échappatoire temporaire.

Le **soutien social** joue également un rôle crucial dans les interventions rapides. Avoir un ami ou un proche disponible pour écouter sans jugement peut grandement atténuer le sentiment d'isolement souvent ressenti lors d'une crise. Il est bénéfique de créer un réseau de soutien solide où chacun sait comment réagir en cas de besoin urgent.

Enfin, l'utilisation d'un **journal émotionnel**, comme mentionné précédemment, permet non seulement d'identifier les déclencheurs mais aussi de réfléchir aux stratégies qui ont fonctionné par le passé lors des crises. Écrire ses pensées et émotions aide à clarifier ce que l'on ressent et peut servir comme outil préventif pour éviter que certaines situations ne deviennent ingérables.

En somme, ces techniques d'intervention rapide offrent des moyens concrets pour gérer les crises émotionnelles au moment où elles surviennent, favorisant ainsi une meilleure régulation émotionnelle et une qualité de vie améliorée.

16.3 Créer un plan de sécurité

La création d'un plan de sécurité est une étape cruciale pour prévenir les crises et garantir la protection des individus, en particulier ceux qui vivent avec des troubles émotionnels tels que le trouble de la personnalité borderline. Un plan de sécurité bien élaboré permet non seulement d'anticiper les situations à risque, mais aussi de fournir des stratégies concrètes pour y faire face efficacement.

Un bon plan de sécurité commence par l'identification des déclencheurs potentiels. Cela implique une réflexion approfondie sur les situations, les personnes ou même les environnements qui peuvent provoquer une crise. Par exemple, un individu pourrait reconnaître que certaines interactions sociales ou des lieux spécifiques sont sources d'anxiété. En notant ces éléments dans un document accessible, il devient plus facile d'éviter ou de gérer ces déclencheurs lorsque cela est possible.

Ensuite, il est essentiel d'établir une liste de stratégies d'adaptation personnalisées. Ces techniques doivent être adaptées aux besoins individuels et peuvent inclure des méthodes telles que la respiration contrôlée, la visualisation positive ou encore l'utilisation d'un journal émotionnel. Chaque personne peut également bénéficier de l'élaboration d'une « boîte à outils » contenant des objets réconfortants ou apaisants, comme des photos inspirantes ou des objets sensoriels qui aident à se recentrer lors d'une crise.

Un autre aspect fondamental du plan de sécurité est le soutien social. Il est important d'identifier au moins deux personnes fiables qui peuvent être contactées en cas de besoin urgent. Ces personnes doivent être informées du plan et formées aux techniques d'intervention rapide afin qu'elles puissent offrir un soutien efficace sans jugement. De plus, établir un code simple pour signaler une détresse peut faciliter la communication dans ces moments critiques.

Enfin, il convient de revoir régulièrement le plan de sécurité pour s'assurer qu'il reste pertinent et efficace face aux évolutions personnelles et contextuelles. Cette réévaluation permet non seulement d'ajuster les stratégies en fonction des expériences vécues mais aussi de renforcer la confiance en soi dans sa capacité à gérer ses émotions et ses crises.

17
Vers un avenir meilleur

17.1 Vision d'une société empathique

La vision d'une société empathique est essentielle pour construire un avenir meilleur, où chaque individu se sent compris et soutenu. L'empathie, en tant que compétence sociale fondamentale, permet de transcender les différences et de favoriser des relations interpersonnelles saines. Dans le contexte du trouble de la personnalité borderline, cette approche devient encore plus cruciale, car elle offre une voie vers la compréhension des luttes émotionnelles vécues par ceux qui en souffrent.

Une société empathique ne se limite pas à la simple tolérance des différences ; elle encourage une véritable connexion humaine. Cela implique d'écouter activement les récits des autres et de reconnaître leurs expériences sans jugement. Par exemple, dans le cadre éducatif, intégrer des programmes qui enseignent l'empathie dès le plus jeune âge peut transformer la manière dont les enfants perçoivent et interagissent avec leurs pairs. En apprenant à comprendre les émotions des autres, ils développent non seulement leur intelligence émotionnelle mais aussi leur capacité à créer un environnement inclusif.

De plus, l'empathie doit être cultivée au sein des institutions sociales et médicales. Les professionnels de la santé mentale doivent être formés pour adopter une approche empathique envers leurs patients, en reconnaissant que chaque histoire est unique et mérite d'être entendue. Cela pourrait réduire la stigmatisation associée aux troubles mentaux et encourager davantage de personnes à chercher de l'aide sans crainte du jugement.

- Promouvoir des initiatives communautaires qui favorisent le dialogue entre différentes cultures et groupes sociaux.
- Encourager les entreprises à adopter des pratiques éthiques qui valorisent le bien-être émotionnel de leurs employés.
- Soutenir les arts comme moyen d'expression émotionnelle collective, permettant aux individus de partager leurs histoires personnelles.

En somme, bâtir une société empathique nécessite un engagement collectif pour écouter, comprendre et soutenir autrui dans ses luttes quotidiennes. C'est en cultivant cette sensibilité que nous pouvons espérer voir émerger une communauté où chacun trouve sa place et où les différences sont célébrées plutôt que redoutées.

17.2 Initiatives communautaires

Les initiatives communautaires jouent un rôle crucial dans la construction d'une société empathique et inclusive. Elles permettent de rassembler des individus autour d'objectifs communs, favorisant ainsi le dialogue, la compréhension mutuelle et l'entraide. Ces projets peuvent prendre diverses formes, allant des programmes éducatifs aux événements culturels, en passant par des actions de solidarité visant à soutenir les plus vulnérables.

Un exemple marquant est celui des jardins communautaires, qui non seulement offrent un espace pour cultiver des aliments frais mais aussi créent un lieu de rencontre pour les membres de la communauté. Ces jardins encouragent le partage des connaissances sur l'agriculture durable tout en renforçant les liens sociaux entre les participants. En cultivant ensemble, les individus apprennent à se connaître et à apprécier leurs différences, ce qui contribue à une atmosphère de respect et d'empathie.

De plus, les initiatives artistiques telles que les festivals culturels ou les ateliers d'art participatif permettent aux citoyens d'exprimer leurs émotions et leurs expériences personnelles. Ces événements favorisent une meilleure compréhension interculturelle en mettant en lumière la richesse des diversités présentes au sein d'une même communauté. Par exemple, un festival célébrant différentes traditions culinaires peut non seulement éveiller l'intérêt pour la gastronomie mais aussi ouvrir des discussions sur l'identité culturelle et l'appartenance.

Les programmes de mentorat sont également essentiels dans ce cadre. Ils permettent aux jeunes de bénéficier du soutien et de l'expérience de membres plus âgés de leur communauté. Ce type d'initiative renforce non seulement le tissu social mais aide également à transmettre des valeurs telles que la solidarité et le respect mutuel. En investissant dans ces relations intergénérationnelles, on crée un environnement où chacun se sent valorisé et écouté.

En somme, les initiatives communautaires sont fondamentales pour bâtir une société empathique où chaque individu a sa place. Elles encouragent le dialogue ouvert et la collaboration entre différents groupes sociaux, contribuant ainsi à réduire les préjugés et à promouvoir une culture du respect mutuel.

17.3 Plaidoyer pour les droits des personnes borderlines

Le plaidoyer pour les droits des personnes atteintes de troubles de la personnalité borderline est essentiel dans la lutte contre la stigmatisation et l'incompréhension qui entourent cette condition. Ces individus, souvent confrontés à des défis émotionnels intenses et à des relations interpersonnelles tumultueuses, méritent une reconnaissance et un soutien adaptés à leurs besoins spécifiques. En promouvant leurs droits, nous contribuons non seulement à leur bien-être personnel mais aussi à une société plus inclusive.

Il est crucial d'éduquer le grand public sur ce qu'implique réellement le trouble de la personnalité borderline. Beaucoup de préjugés découlent d'une méconnaissance des symptômes et des comportements associés. Par exemple, les crises émotionnelles peuvent être perçues comme une manipulation ou un manque de volonté, alors qu'elles sont souvent le résultat d'une souffrance profonde. Des campagnes de sensibilisation peuvent aider à changer ces perceptions erronées en mettant en avant des témoignages authentiques et en expliquant les mécanismes psychologiques sous-jacents.

En outre, il est impératif que les systèmes de santé mentale soient adaptés pour répondre aux besoins uniques des personnes borderlines. Cela inclut l'accès à des traitements appropriés tels que la thérapie dialectique comportementale (TDC), qui a prouvé son efficacité dans la gestion des symptômes. Les politiques publiques doivent également garantir que ces traitements soient accessibles financièrement et géographiquement, afin que chacun puisse bénéficier du soutien nécessaire sans obstacles majeurs.

Les groupes de défense des droits jouent un rôle clé dans cette démarche en plaidant pour une législation qui protège les droits fondamentaux des personnes atteintes de troubles borderline. Cela peut inclure l'interdiction de toute forme de discrimination dans le milieu professionnel ou éducatif ainsi que l'amélioration des conditions d'accueil dans les établissements psychiatriques. En créant un environnement où ces individus se sentent valorisés et respectés, nous favorisons leur intégration sociale et leur épanouissement personnel.

Enfin, il est essentiel d'encourager le dialogue entre les professionnels de santé mentale, les familles et les personnes concernées elles-mêmes. Ce partenariat peut mener à une meilleure compréhension mutuelle et à l'élaboration de stratégies adaptées pour soutenir ceux qui vivent avec ce trouble complexe. En somme, le plaidoyer pour les droits des personnes borderlines est non seulement une question d'équité mais aussi un pas vers une société plus empathique.

18
Conclusion

18.1 Synthèse des réflexions

La conclusion de "Borderline jusqu'à la mort" nous invite à une réflexion profonde sur les implications du trouble de la personnalité borderline (TPB) dans la vie quotidienne des individus qui en souffrent. Ce livre ne se contente pas d'exposer les défis associés au TPB, mais il explore également les nuances de l'identité et les dynamiques émotionnelles complexes qui en découlent. En dépassant les stéréotypes souvent véhiculés par la société, l'auteur nous pousse à reconsidérer notre compréhension des différences humaines.

Un aspect fondamental abordé est la manière dont le TPB influence non seulement l'individu, mais aussi ses relations interpersonnelles. Les personnes atteintes de ce trouble vivent souvent dans un état d'intensité émotionnelle extrême, ce qui peut engendrer des comportements impulsifs et des difficultés relationnelles. Cependant, ces expériences peuvent également être perçues comme une source de créativité et d'empathie accrue. Par exemple, plusieurs témoignages dans le livre montrent comment cette intensité peut mener à une sensibilité artistique ou à une capacité unique à comprendre la douleur des autres.

En outre, le texte souligne l'importance de la résilience face aux défis du TPB. Les récits partagés illustrent comment certains individus ont réussi à transformer leur souffrance en force motrice pour leur développement personnel. Cela soulève une question cruciale : comment pouvons-nous mieux soutenir ceux qui vivent avec ce trouble ? La réponse réside dans l'éducation et la sensibilisation, tant au niveau individuel que sociétal. En apprenant à reconnaître et à valoriser les expériences vécues par ces personnes, nous pouvons contribuer à créer un environnement plus inclusif et compréhensif.

Enfin, cette synthèse met en lumière le besoin urgent de réformer notre approche envers les troubles mentaux en général. Au lieu de stigmates et d'exclusions, il est essentiel d'encourager un dialogue ouvert qui favorise l'acceptation et l'intégration des différences. En fin de compte, "Borderline jusqu'à la mort" n'est pas seulement un récit sur le TPB ; c'est un appel à embrasser notre humanité commune dans toute sa complexité.

18.2 Appel à l'action

L'appel à l'action dans le contexte du trouble de la personnalité borderline (TPB) est essentiel pour catalyser un changement positif tant au niveau individuel que sociétal. Ce chapitre ne se limite pas à une simple conclusion, mais se veut un véritable cri de ralliement pour tous ceux qui sont touchés par ce trouble, ainsi que pour leurs proches et les professionnels de la santé mentale. Il est crucial d'encourager une prise de conscience collective afin de briser les stéréotypes et d'initier des dialogues constructifs autour du TPB.

Pour commencer, il est impératif d'améliorer l'éducation sur le TPB dans nos sociétés. Cela passe par des campagnes de sensibilisation qui visent à informer le grand public sur les réalités vécues par les personnes atteintes de ce trouble. En partageant des témoignages authentiques et en mettant en avant des récits inspirants, nous pouvons humaniser cette condition souvent mal comprise. Les médias jouent un rôle clé dans cette démarche ; ils doivent s'engager à représenter fidèlement les personnes vivant avec le TPB, loin des clichés réducteurs.

Ensuite, il est essentiel d'encourager la création de réseaux de soutien communautaires. Ces espaces permettent aux individus souffrant du TPB et à leurs familles de partager leurs expériences, d'apprendre les uns des autres et de trouver du réconfort dans la solidarité. Des groupes d'entraide peuvent également offrir un cadre sécurisé où chacun peut exprimer ses émotions sans crainte de jugement.

Enfin, il convient d'appeler à une réforme systémique au sein des institutions médicales et psychologiques. Les professionnels doivent être formés non seulement aux aspects cliniques du TPB mais aussi aux dimensions humaines qui l'accompagnent. Une approche centrée sur la personne pourrait transformer radicalement la manière dont ces troubles sont traités, favorisant ainsi une guérison plus holistique.

En somme, cet appel à l'action vise à mobiliser toutes les parties prenantes : individus, familles, professionnels et décideurs politiques. Ensemble, nous avons le pouvoir d'influer sur la perception sociale du TPB et d'améliorer significativement la qualité de vie des personnes concernées. C'est en agissant collectivement que nous pouvons espérer bâtir un avenir où chaque individu est compris et soutenu dans sa singularité.

18.3 Espoirs pour l'avenir

Les espoirs pour l'avenir des personnes vivant avec le trouble de la personnalité borderline (TPB) sont à la fois nombreux et variés, reflétant une évolution positive dans la compréhension et le traitement de ce trouble. Alors que les stigmates persistent, il est essentiel d'envisager un avenir où ces individus peuvent mener une vie épanouissante, soutenue par des systèmes de soins adaptés et une société plus inclusive.

Un des principaux espoirs réside dans l'amélioration continue des traitements disponibles. Les avancées en psychothérapie, notamment les thérapies comportementales dialectiques (TCD) et les approches centrées sur la compassion, montrent des résultats prometteurs. Ces méthodes ne se contentent pas de traiter les symptômes du TPB ; elles visent également à renforcer les compétences émotionnelles et relationnelles des patients. En intégrant ces techniques dans les programmes de formation pour professionnels de santé mentale, nous pouvons espérer une prise en charge plus efficace et empathique.

Parallèlement, l'essor des technologies numériques offre également un nouvel horizon. Les applications mobiles dédiées à la gestion du bien-être mental permettent aux utilisateurs d'accéder à des ressources éducatives, à des outils de suivi émotionnel et même à des groupes de soutien virtuels. Cette accessibilité peut réduire l'isolement souvent ressenti par ceux qui vivent avec le TPB, tout en leur offrant un espace sécurisé pour partager leurs expériences.

En outre, il est crucial d'encourager une culture d'acceptation au sein de nos sociétés. Cela passe par une éducation renforcée sur la santé mentale dès le plus jeune âge, afin de déconstruire les préjugés associés au TPB. Des initiatives scolaires pourraient inclure des modules sur l'empathie et la diversité émotionnelle, permettant ainsi aux jeunes générations d'aborder ces sujets avec ouverture et compréhension.

Enfin, le plaidoyer pour une politique publique favorable à la santé mentale est indispensable. En mobilisant les décideurs politiques autour de cette cause, nous pouvons espérer voir émerger des lois qui garantissent un accès équitable aux soins pour tous ceux qui souffrent du TPB. L'engagement collectif vers cet objectif pourrait transformer non seulement le paysage médical mais aussi celui social entourant ce trouble.

Références:
- Linehan, M. M. (1993). *Cognitive-Behavioral Treatment of Borderline Personality Disorder*. Guilford Press.
- American Psychiatric Association. (2013). *Diagnostic and Statistical Manual of Mental Disorders (5th ed.)*. Arlington, VA: Author.
- Gunderson, J. G., & Links, P. S. (2014). *Borderline Personality Disorder: A Clinical Guide*. American Psychiatric Publishing.
- McMain, S., & Korman, L. (2005). The Role of Emotion Regulation in the Treatment of Borderline Personality Disorder. Journal of Clinical Psychology.
- Miller, A. L., & Rathus, J. H. (2011). *Dialectical Behavior Therapy with Suicidal Adolescents*. Guilford Press.
- Kernberg, O. F. (2016). *The Treatment of Patients with Borderline Personality Organization*. Jason Aronson.
- Bateman, A., & Fonagy, P. (2004). *Psychotherapy for Borderline Personality Disorder: Mentalization-Based Treatment*. Oxford University Press.
- Zanarini, M. C., et al. (2007). "The McLean Study of Adult Development: A Longitudinal Study of BPD." *BPD Research Foundation*.
- Fonagy, P., & Bateman, A. W. (2006). Mechanisms of change in mentalization-based treatment of BPD.
- Kernberg, O. F. (1975). *Borderline Conditions and Pathological Narcissism*. Jason Aronson.
- Schmahl, C., & Bohus, M. (2018). "Neurobiology of Borderline Personality Disorder." *Dialogues in Clinical Neuroscience*.
- NICE Guidelines for the treatment and management of borderline personality disorder.
- Stepp, S. D., et al. (2012). "The Role of Emotion Regulation in Borderline Personality Disorder." Journal of Personality Disorders.
- Cohen, S., & Wills, T. A. (1985). "Stress, social support, and the buffering hypothesis." Psychological Bulletin.
- Kabat-Zinn, J. (1990). *Full Catastrophe Living: Using the Wisdom of Your Body and Mind to Face Stress, Pain, and Illness*. Delacorte Press.

Le livre "Identités fracturées : Voyage au sein du trouble borderline" aborde avec une sensibilité remarquable la complexité de vivre avec le trouble de la personnalité borderline. En s'éloignant des stéréotypes et des clichés souvent associés à cette condition, l'ouvrage propose une exploration approfondie des défis émotionnels rencontrés par ceux qui en souffrent, tout en mettant en lumière les forces qui peuvent émerger de cette intensité vécue.

Les principaux thèmes abordés incluent la quête d'identité, où l'auteur interroge comment le trouble influence la perception de soi et les relations interpersonnelles. Le livre examine également les luttes émotionnelles, telles que l'instabilité affective et les comportements impulsifs, tout en soulignant les mécanismes de résilience que peuvent développer les individus concernés. À travers des récits personnels et des analyses psychologiques, il offre une réflexion sur la manière dont la société perçoit ces différences et questionne les normes sociales établies.

Une des idées notables est l'invitation à dépasser les préjugés entourant le trouble borderline pour mieux comprendre ses implications profondes. L'ouvrage se veut un phare d'espoir, suggérant qu'il est possible de trouver de la lumière même au cœur du chaos émotionnel. En somme, ce livre constitue une ressource précieuse pour ceux qui cherchent à comprendre non seulement le trouble borderline mais aussi l'expérience humaine dans toute sa complexité.

www.ingramcontent.com/pod-product-compliance
Lightning Source LLC
Chambersburg PA
CBHW040321220526
45473CB00009B/2520